PETIT TRAITÉ

DE

MÉDECINE PRATIQUE

POPULAIRE

Par l'abbé X.

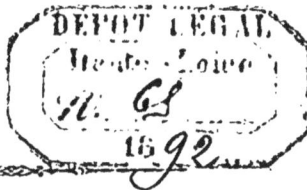

LE PUY

IMPRIMERIE PRADES-FREYDIER

PLACE DU BREUIL

—

1892

PETIT TRAITÉ

DE

MÉDECINE PRATIQUE POPULAIRE

PETIT TRAITÉ

DE

MÉDECINE PRATIQUE

POPULAIRE

Par l'abbé X.

———————— ✦ ————————

LE PUY

IMPRIMERIE PRADES-FREYDIER

PLACE DU BREUIL

—

1892

AVANT-PROPOS

En écrivant cet ouvrage, notre but a été de mettre entre les mains du public un petit manuel, qui permette à chacun, en son particulier, de se guérir soi-même ou ses amis, dans un certain nombre de cas, en employant les ressources de la nouvelle médecine. Nous traitons par la nouvelle médecine, parce que c'est la seule vraiment basée sur l'expérimentation, parce que son emploi, même en cas d'erreur, n'offre pas de danger ; parce qu'elle guérit plus rapidement, plus sûrement, même la plupart des maladies incurables par l'ancienne médecine ; enfin parce que ses remèdes sont plus faciles à prendre et n'offrent aucune répugnance, même aux petits enfants.

Nous ne traitons en détail que vingt-quatre maladies ; nous ne pouvions faire plus dans un traité de si peu d'étendue ; mais toute personne, qui voudra étudier sérieusement la monographie des principaux médicaments que nous donnons dans cet avant-propos, aura sous la main le moyen de guérir un grand nombre de maladies.

Les vingt-quatre maladies traitées plus au long dans ce manuel, ont été choisies soit parce qu'elles sont épidémiques, comme la Variole, le Choléra, l'Influenza ; soit parce que l'ancienne médecine ne les guérit pas, comme le Croup, l'Asthme, l'Epilepsie ; soit enfin parce qu'il est très important de les combattre à leur premier début même avant l'arrivée du médecin.

PHYSIONOMIE DES PRINCIPAUX MÉDICAMENTS

Aconitum. C'est l'Aconit napel, nommé aussi Capuchon, Coqueluchon, Thore, Madrilets.

Ce médicament modifie surtout le système sanguin. C'est le grand remède du début de toutes
les maladies inflammatoires: Pleurésie, pneumonie, croup, etc. ; dans le croup il faut toujours débuter par l'aconit. Dans les maladies aiguës il convient mieux aux personnes replètes, sanguines, au
teint coloré, aux yeux et cheveux bruns ou noirs,
d'un tempérament sanguin, bilieux-nerveux, et
d'un caractère vif et emporté.

Les symptômes moraux sont: Grande agitation
avec besoin de remuer continuellement, pleurs,
cris, angoisse ou exagération que rien ne calme ;
gémissements ou plaintes; terreur, crainte de
mourir bientôt ; délires nocturnes ; dans les cas de
congestion à la tête, au cerveau, dans les ménin-
gites on alternera *Aconit* avec *Belladonna*, comme
dans le début de la pneumonie on l'alterne avec
Phosphorus.

Arsenicum album. C'est l'acide arsénieux. Il modifie profondément les systèmes gastriques et
nerveux; son action sur les systèmes lymphatique et sanguin n'est que secondaire; il convient
surtout dans les affections des personnes pâles,
épuisées, d'un tempérament lymphatico-nerveux
ou leucophlegmatique, prédisposés aux affections
catarrhales ou hydropiques, aux éruptions, dartres et suppurations. Cependant il convient aussi
aux personnes bilieuses vives et colériques. Alterné avec *China*, il guérit presque toutes les variétés de fièvre intermittente. Symptômes déci-
sifs : chez les malades grande fatigue, épuisement
et cependant besoin de remuer, le malade boit
souvent, mais peu à la fois; mauvaise humeur,
méchanceté, envie d'injurier, de frapper, de mor-
dre ou même de tuer. Dans les cas de grangrène
on pourra l'alterner avec *Carbo vegetabilis* ou encore avec *Lachesis.*

Belladona. Son action affecte spécialement le
système nerveux; les autres systèmes élémentaires, sanguin, gastrique et lymphatique, ne sont

modifiés par elle que sous l'influence du système nerveux. Ce médicament sert principalement dans les indispositions des personnes lymphatiques ou replètes, prédisposées aux inflammations plegmoneuses ou à l'engorgement des glandes ou ganglions: il convient surtout aux affections des personnes blondes, à l'humeur douce et tranquille des femmes et des enfants. Plus le cerveau d'une personne est développé, c'est-à-dire, plus la tête est volumineuse, plus l'action de *Belladonna* acquiert de puissance et se trouve plus spécialement indiquée quand ses symptômes concordent d'ailleurs avec la maladie. C'est le médicament de toutes les affections cérébrales; mais dans tous les cas où existe déjà une surexcitation de cet organe la *Belladonna* doit être donnée avec prudence c'est-à-dire ne pas répéter trop souvent les doses et la donner à une dilution élevée, comme la trentième pour les enfants et la douzième pour les grandes personnes.

Bryonia. C'est le grand remède de toutes les fluxions, surtout après l'action d'Aconit. Ce remède agit spécialement sur le système sanguin et lymphatique; son action sur le système nerveux et gastrique n'est que secondaire. Quand d'ailleurs, ce qui est requis pour tout médicament, ses symptômes concordent avec ceux de la maladie, il conviendra surtout aux adultes mâles, dont la constitution est sèche, nerveuse, maigre, bilieuse, cheveux et yeux noirs, disposés aux inflammations des membranes. Il convient aux douleurs augmentées par le mouvement.

Calcarea carbonica. Remède de fond, à longue action. Il convient particulièrement aux personnes ou aux enfants maladifs, faibles, épuisés rophiés, disposés aux scrofules, aux engorgements ou suppurations des glandes, ou encore aux ramollissements, aux déviations des os et aux affections rachitiques. Dans la plupart des cas de scrofule ou l'alterne avec *Sulfur*. Il s'emploie également avec succès dans les cas d'inflammation chronique des muqueuses, telle que le rhume du cerveau, l'ophthalmie scrofuleuse, la faiblesse musculaire, certains polypes de la matrice et du nez, surtout altern? avec *Thuya* ou *Teucrium*. Dans certains cas d'épilepsie, surtout si le sujet ou ses ascendants ont eu la gale. Dans tous ces cas on obtiendra un effet certain et durable en l'alternant avec *Sulfur* et en laissant quatre ou cinq jours d'intervalle entre la dose de l'un et celle de l'autre.

Ces deux médicaments joints à *Silicea*, sont la base du traitement de la diathèse scrofuleuse. *Silicea* sera toujours indispensable s'il y a nécrose des os ou trajet fistuleux quelconque, et *Cadus* au lieu de *Silicea* dans les tumeurs blanches du genou.

Carbo vegetabilis. Agit en modifiant légèrement le système gastrique; son action sur les organes génitaux est plus prononcée. Ce médicament est particulièrement indiqué par les symptômes suivants : anxiété; caractère irritable avec désir de mourir; rire spasmodique, tendance à s'effrayer avec convulsions partielles; affaissement ou défaillance, avec envie de dormir le matin, dans l'après-midi, ou au crépuscule ; réveils en sursaut la nuit, avec peur des spectres; tendance à se refroidir, ou frissons et horripilations, ou bouffées de chaleur fréquentes; amaigrissement ; ulcères fétides qui saignent facilement; mal de tête occupant surtout l'arcade sourcilière ou le dessus des yeux, les tempes ou le derrière de la tête; douleurs et ardeur dans les yeux par suite de fatigue de ces organes; saignements de nez fréquents la nuit et le matin, soit en se baissant, soit en faisant des efforts; amertume de la bouche, rapports amers, excès ou manque d'appétit; pesanteur et pression au creux de l'estomac après les repas, avec envies de rendre.

Elancements de tous les côtés et à la rate, douleur d'élancement au foie; vents continuels par le bas. Affluence de pensées lascives et pollutions pendant le sommeil; règles faibles, pâles, excoriation de la vulve, écoulement jaunâtre ou verdâtre, enrouement prolongé ou le matin seulement; oppression par la marche, toux avec crachats jaunes ou verts, répugnance pour les aliments gras et le laitage; lenteur de la marche des idées. Malades épuisés, nombreux cas de gangrène chez les vieillards, manque de chaleur vitale par suite de travaux excessifs, intellectuels ou autres.

Chamomilla. Camomille, Matricaire. Agit sur le système gastrique dans le sens de l'altération de la nutrition ou de son adaiblissement, et sur le système nerveux dans le sens de l'exaltation et de la mobilité. Convient spécialement aux maladies des enfants et des femmes en général, particulièrement aux femmes en couche et aux nouveaux-nés. C'est, avec causticum, le grand antidote des effets nuisibles du café et des narcotiques, ainsi que des suites d'une violente colère, surtout pour les symptômes gastriques.

China. C'est le quinquina. Convient surtout aux personnes maigres et bilieuses ou épuisées par des pertes débilitantes; dans les cas d'hydropisies passives; d'hémorrhagies par suite d'atonie des tissus, de dyspepsie, par suite de déperdition d'humeur ou de fortes maladies aiguës, de diarrhée, de faiblesse; de tuméfaction ou d'induration du foie ou de la rate. Dans toutes les maladies du foie en général on pourra l'alterner avec *mercurius solubilis.* C'est le grand remède des fièvres paludéennes ou intermittentes, récentes ou chroniques, quel qu'en soit le rhythme; mais dans ces cas on l'alterne avec *Arsenicum album.*

Dulcamara. Douce amère. Convient surtout dans les affections causées par l'action de l'humidité ou par des refroidissements; dans les dartres de diverses espèces, les éruptions urticaires, le catarrhe de la vessie, quelques paralysies d'origine dartreuses.

En l'alternant avec *Sulfur*, et en le faisant suivre d'*Hydrocotyle asiatica*, on aura un puissant moyen pour guérir la plupart des maladies de la peau ; mais il faut continuer le traitement plusieurs mois.

Hepar sulfuris. Foie de soufre. Convient surtout pour antidoter les effets fâcheux des traitements mercuriels de la vieille école. Alterné avec *Silicea*, il résout promptement les furoncles, même le panaris et toutes les suppurations fistuleuses. C'est encore un puissant remède dans les engorgements scrofuleux ; dans certains rhumes chroniques ; dans certaines dartres comme la teigne, les éruptions à la face, enfin dans le croup après *Aconit* quand les bruits du larynx sont humides.

Hyosciamus. Jusquiame. Il ressemble beaucoup à *Belladonna*. Il convient souvent dans la fièvre typhoïde, période de délire ; dans quelques cas d'aliénation mentale récente et consécutive à une frayeur ou à une contrariété, certaines chorées ; quelques affections spasmodiques des femmes enceintes ou en couches ; la paralysie de la langue, du sphincter et de la vessie ; les toux spasmodiques nocturnes ; quelques convulsions, surtout chez les enfants et les personnes hystériques.

Ipéca. Ipécacuana. Ce médicament convient spécialement aux affections des enfants et des personnes blondes au tempérament sensuel. Il convient aussi dans les affections causées par l'abus du quinquina, du lard, des viandes grasses, à la suite d'une débauche ou d'une indigestion. Spasmes, crampes, convulsions, surtout chez les enfants et les personnes hystériques. Hémorrhagies d'un sang liquide et vermeil. Embarras et fièvres gastriques ; vomissements de sang, diarrhée liquide avec vomissement ; affections asthmatiques, toux convulsive ; crampes de poitrine, surtout celles provenant des vapeurs d'arsenic ou de cuivre.

Lachesis. Venin dentaire du serpent Trigonocéphale. Il modifie tous les grands systèmes organiques élémentaires ; le nerveux, le sanguin, le gastrique et le lymphatique. Quand les symptômes le demandent, il convient surtout aux personnes maigres, affaiblies, épuisées ; dans les maladies aiguës des enfants et dans les maladies chroniques des vieillards ; aux femmes dans la période critique du retour et tous les malaises qui en dépendent, dans les spasmes et les cas d'épilepsie chez les jeunes filles à l'époque de la puberté. Ce remède ressemble aussi à *Belladonna*, et on pourra l'alterner avec ce dernier dans les affections cérébrales, telles que la méningite sans fièvre, l'aliénation mentale, l'imbécilité ; l'érysipèle, les angines, les névroses cérébrales et certaines névralgies. On pourra l'alterner avec *Arsenic* dans bien des cas de gangrène, surtout intestinale, dans les fièvres typhoïdes.

Lycopodium. Lycopode. Convient aux tempéraments lymphatiques ; agit sur les voies digestives et les intestins ; il agit aussi sur le système musculaire et les membranes synoviales. Alterné avec *Sulfur*, auquel d'ailleurs il ressemble, il guérit les coliques saturnines des potiers et des plâtriers. Convient dans les indigestions causées par des aliments pâteux, par le pain frais ou peu cuit, dans les cas de dyspepsie causée par ce genre d'alimentation. Guérit le lumbago et les torticolis.

Mercurius solubilis. Il modifie d'une manière spéciale les systèmes lymphatiques et nerveux. Son action atteint les organes appartenant aux deux systèmes. Convient comme *Lycopode* aux personnes lymphatiques ou leucophlegmatiques, d'une constitution maladive, prédisposées aux sueurs et aux refroidissements. C'est le principal remède des rhumes de cerveau; alterné avec *Belladonna*, il guérit les maux de gorge avec salivation et gonflement du fond des gencives. Son action s'étend aussi au foie et à la rate; alterné avec *China*, il forme le premier traitement des maladies du foie. Petite vérole; sueurs exagérées qui ne soulagent pas le malade.

Nux vomica. Noix vomique. Ce médicament modifie spécialement le système gastrique. Il est propre à combattre les souffrances causées par l'abus du café, du vin et autres boissons spiritueuses; de même les souffrances provenant de veilles trop prolongés, d'études forcées, ou d'une vie sédentaire, d'une alimentation trop forte ou trop copieuses. Presque tous les genres de nausée et de vomissement sont avantageusement combattus par ce remède. C'est encore un des principaux régulateurs de la menstruation. Convient mieux aux tempéraments bilieux ou sanguins; remède de fond pour les hémoraïdes, en l'alternant avec *Sulfur.* Congestions et autres affections cérébrales ayant leur source dans un mauvais état de l'estomac.

Pulsatilla. Agit d'abord sur les systèmes sanguins et nerveux. Convient mieux au sexe féminin ou au personnes d'un caractère paisible, doux et mélancolique; yeux bleus et cheveux blonds, constitution lymphatique, sujets disposés aux écoulements muqueux, rhumes de cerveau, flueurs blanches. En général les malades sont soulagés par la marche au grand air et incommodés par le séjour dans un appartement chauffé.

Phosphorus. Phosphore. Agit spécialement sur le système glandulaire, sur les os et le tissu des

aponévroses; il modifie aussi profondément la nutrition; c'est, avec le *Calcarea carbonica*, un
des puissants réparateurs des déperditions de l'organisme. Il convient principalement aux affections
des personnes à taille fine, élancée, d'une constitution disposée à la phtisie, faible ou lymphatique; cheveux blonds, yeux bleus, vivacité et sensibilité exquise, constitution minée par de longues
maladies, ou toute autre cause débilitante; convient encore bien aux vieillards.

Rhus toxicodendron. Sumac vénéneux. Il modifie spécialement le système lymphatique et nerveux, ressemble beaucoup à la *Bryone*, Avec ce
dernier, il convient dans un grand nombre ue cas
de rhumatisme; mais tandisque *Bryonia* convient
mieux aux douleurs aggravées par le mouvement,
Rhus convient mieux à celles qui sont soulagées
par le mouvement du corps ou de la partie malade. Embrasse un grand nombre de dartres, les
éruptions en forme de bulles, les érysipèles.
Dans les entorses, les tours de reins et autres
luxations il complète l'action d'*Arnica*.

Sepia. Encre de la Seiche. Elle ressemble
beaucoup à la *Pulsatilla*, et convient surtout aux
maladies du sexe féminin entre la puberté et la
ménopause, particulièrement aux personnes à
peau fine, délicate, sensible, de faible constitution,
portées à l'érotisme. Dans la plupart des cas de
lencorrhée ou flueurs blanches, dans les cas de
descente ou d'inflexion de l'utérus. Souffrances de
ces personnes par suite de refroidissement.

Silicea. Silice. Convient spécialement aux sujets scrofuleux ou lymphatiques, prédisposés aux
affections des os, aux abcès à trajets fistuleux,
ainsi qu'aux ulcérations de toute nature. Il complète l'action de *Calcarea carbonica*, dans les
cas de scrofule. Un symptôme original chez le
malade auquel convient *Silicea* c'est de rêver les

épingles, d'y penser et d'en voir partout et même d'en sentir les piqûres par tout le corps.

Sulfur. Soufre. Il correspond à la plupart des lésions chroniques, soit des grands systèmes organiques élémentaires, soit des tissus, des organes, soit des fonctions et de leurs produits. Il convient particulièrement aux affections des personnes scrofuleuses ou lymphatiques, ayant eu des affections psoriques, dartreuses ; alterné avec *Nux vomica* il détruit les effets désastreux de l'alcool ; en y joignant *Chamomilla* et *Bryonia* on a le traitement de la pluplart des gastrites chroniques. Il convient encore aux personnes bilieuses atteintes ou prédisposées aux hémorrhoïdes, à la mélancolie hypocondriaque ; aux sujets leucophlegmatiques, faibles, épuisés, prédisposés aux refroidissements faciles, aux sueurs, rhumes de cerveau et aux inflammations des muqueuses. Dans les cas de scrofule ou qui en dépendent on l'alterne avec *calcarea carbonica* que l'on fait suivre souvent de *silicea.*

Veratrum. Hellébore ou varaire blanc. Ce remède est voisin d'*Arsenic* et de *Nux vomica* ; il convient en général aux sujets jeunes, aux enfants et aux femmes, aux personnes d'un tempérament sanguin ou sanguin-nerveux C'est le premier remède à donner dans le choléra asiatique on nostras ; dans les cholérines qui viennent pendant les chaleurs de l'été ou de l'automne ; les vomissements joints au flux du ventre confirment sa convenance. Convient aux sujets atteints d'ascarides vermiculaires. Il forme avec *Arsenicum* et *Cuprum* le traitement préventif et curatif de presque tous les cas de choléra.

MÉDECINE PRATIQUE

POPULAIRE

Variole ou petite vérole.

Pour traiter cette maladie, il faut distinguer quatre périodes : 1° la période d'*incubation;* 2° la période d'*éruption;* 3° la période de *suppuration;* 4° la période de *dessèchement.*

1re *Période. — Incubation.*

Ce sont les deux ou trois jours qui précèdent l'éruption, pendant lesquels la maladie semble être couvée. Pendant ce temps le malade sent des frissons, il a le pouls fréquent avec la peau sèche et brûlante, grand mal de tête, les membres sont comme brisés, creux de l'estomac sensible, envie de vomir et même vomissements, quelquefois du délire, un profond assoupissement, des convulsions. Mais les deux signes les plus constants, sont le grand mal de tête et une grande douleur dans la région des reins, au-dessus et derrière les hanches accompagnés d'une fièvre plus ou moins grande.

Le remède à opposer à cet état est : Zincum

1

métal.. 30me dilution, 4 granules dissous dans 2 cuillérées d'eau pure, mais non fraîche, pour les enfants de 2 à 5 ans; 6 grains pour ceux de 5 à 12 ans, et 10 granules pour les personnes entre 12 et 16 ans et pour les femmes, 15 pour les hommes.

Je viens de parler de granules; certains vont dire tout de suite : mais c'est de l'homéopathie que vous faites là. Nous leur répondrons par le mot de M. Pasteur : « *Pourquoi pas, si cela guérit ?* »

Il n'y a pas longtemps encore, M. Germain Sée disait à ses élèves : « *Il faut avouer que nous n'avons aucun remède qui mérite ce nom contre la pneumonie; mais disons le tout bas, parce l'on irait aux homéopathes.* » En médecine pratique nous ne devons nous proposer qu'une chose : guérir le plus sûrement, le plus rapidement et le plus doucement possible.

Les questions d'école ne sont rien pour les malades, la vie et la santé, voilà ce qu'ils veulent. L'expérience nous montre que tel remède arrive à ce but sous telle forme et dans tel cas; nous nous en servons sans nous inquiéter de l'école qui l'a trouvé.

Les médicaments homéopatiques se trouvent dans les pharmacies homéopathiques de Paris et de Lyon.

On peut se procurer des boîtes de 20, 40 médicaments principaux. Une boîte de 20 médicaments seulement entre les mains d'une personne un peu cultivée et qui a l'habitude de voir les malades, pourra rendre de grands services, car elle permettra de donner les premiers soins en attendant l'arrivée du médecin, et dans bien des cas, ce premier traitement suffira pour amener guérison complète.

Quand l'éruption n'est pas commencée, le remède que nous avons indiqué pour cette période d'incubation ou d'invasion, suffit souvent pour arrêter la maladie et empêcher les autres périodes de se produire. De plus, en temps d'épidémie il préserve de la contagion.

Soit comme préservatif, ou comme curatif des premiers symptômes, on en prendra une cuillérée de 3 en 3 heures, et une demi-cuillérée pour les enfants au-dessous de 12 ans. Si on prend *Zincum métal* pour se guérir des symptômes d'invasion, on en prendra chaque jour une dose comme il a été dit jusqu'à ce que les symptômes aient disparu, ou que la variole ait fait son éruption, qui dans ce cas sera toujours moins forte et par conséquent moins dangereuse.

Si on prend le remède comme préservatif, on en prendra seulement une dose tous les trois jours, c'est-à-dire trois doses en neuf jours. Après ces neuf jours, il suffira d'en prendre une dose tous les cinq jours ; et après trois autres doses, il suffira d'en prendre une dose chaque semaine pour être préservé de la contagion. Un moyen moral pour moins risquer, c'est de n'avoir pas peur, parce que la peur déprime les forces de résistances et ouvre une porte à la contagion.

Ce remède *Zincum metallicum* est simplement le métal de zinc que tout le monde connaît ; seulement on ne peut le trouver préparé comme il faut, et par conséquent capable de produire les effets que nous indiquons ici, que dans une pharmacie spéciale homéopathique ; il en sera de même pour les autres dont nous parlerons.

2ᵐᵉ *Période.* — *Eruption.*

Si le *Zincum* n'a pas été donné, ou s'il n'a pas suffit pour faire avorter la variole, au bout de deux ou trois jours on verra paraître sur la face du malade, surtout au menton et aux lèvres, des taches rouges. Au milieu de chaque tache se trouve une petite élévation rouge et pointue. Ces taches envahissent successivement tout le corps. La maladie sera plus ou moins grave selon que les taches seront plus ou moins nombreuses Elle sera toujours grave quand les taches et ensuite les élevures ou petites cloches couvriront totalement la peau de manière à se toucher toutes par leur base. L'éruption se produit aussi dans la bouche et dans le fond de la gorge où les malades sentent de la chaleur et ont de la peine à avaler.

Trois ou quatre jours après l'éruption les cloches ou élevures augmentent de volume, elles s'entourent d'un cercle rouge, leur sommet s'enfonce un peu ; mais quand toute la peau est couverte cela ne paraît pas, il semble alors que toute la face du malade est recouverte d'une peau fine. Alors la peau s'enfle tellement que les yeux sont couverts entièrement.

Cet état dure de huit à neuf jours. Après ce temps arrive un redoublement de fièvre.

Outre le traitement que nous avons déjà donné pour la petite vérole, traitement ration-

nel et efficace, il y a encore le *Vaccin homéopathique*. Le vaccin homéopathique est
à la fois préservatif et curatif, c'est-à-dire
qu'il préserve de l'épidémie et la guérit si on
l'a déjà contractée. Le vaccin homéopathique
est préparé comme les autres remèdes avec du
sucre de lait, et se prend à l'intérieur dissous
dans un peu d'eau. Il a sur le vaccin ordinaire
l'avantage d'être pris bien plus facilement et
de pouvoir être répété de même et sans danger
aucun.

Comme préservatif, le vaccin homéopathique se prend comme nous avons dit de prendre
Zincum. Comme curatif, c'est-à-dire, pour
traiter la variole que l'on a déjà contractée,
on en prendra 6 granules de la 34me dilution
dissous dans 2 cuillerées d'eau, une cuillerée
le matin et l'autre le soir, chaque jour pendant
la 1re, 2e et 3e périodes.

Vers la fin de la 3e période, c'est-à-dire
quand les vésicules commenceront à se dessécher, on cessera de donner le vaccin homéopathique pour passer à *Arsenicum album*,
dont on donnera 9 granules dissous dans
3 cuillerées d'eau pour une journée, 1 cuillerée de 4 en 4 heures.

Ce traitement plus simple sera à la portée
de tout le monde.

3mo *Période*. — *Suppuration*.

Avec la fièvre le gonflement de la peau
augmente ainsi que le volume des vésicules
ou boutons qui alors se remplissent de pus. Il
y a alors salivation, douleurs vives dans la

gorge, parler et avaler deviennent plus pénibles, les pieds et les mains enflent. C'est la
période la plus dangereuse : si la suppuration
est imparfaite, si les vésicules se rident, s'ap-
platissent, prennent une teinte violacée et se
remplissent de sang, ou encore si des taches
noires se forment dans les espaces laissés entre
elles, ou s'il survient des pertes de sang par
le nez ou par tout autre organe, la mort est à
craindre.

TRAITEMENT DES DEUX PÉRIODES, ÉRUPTION ET SUPPURATION.

Ce traitement est le même pour les deux
périodes.

Donner le matin :

Causticum, 30me dilution, 10 granules dans
4 cuillérées d'eau, une cuillérée le matin à
6 heures, une autre à 10 heures.

Donner le soir :

Mercurius Corrosivus, 30me dilution,
10 granules dans 4 cuillerées d'eau, une cuillérée à 2 heures, une autre à 6 heures.

Faire ce traitement tous les jours jusqu'à la
période de dessication.

Dans le cas où l'éruption ne se ferait pas
bien ou tendrait à rentrer, si les vésicules, au
lieu d'être d'un jaune blanc étaient violettes,
verdâtres ou noires, remplies de sang, alors
on donnerait :

Sulfur, 12me dilution, 10 globules dans
6 cuillérées d'eau, une cuillérée toutes les
heures. — Cela fait, attendre 6 heures, et si
l'éruption s'est améliorée, on revient à *Causticum* et *Mercurius Corrosivus.*

4ᵐᵉ *Période. — Dessèchement.*

Au bout d'une huitaine de jours les vésicules commencent à se dessécher en se déchirant et en laissant échapper le pus qu'elles contiennent, ou en se ridant et s'affaissant sur elles-mêmes, pour se transformer en croûtes brunes qui donnent une odeur très désagréable ; enfin les croûtes du tombent 16ᵐᵉ au 25ᵐᵉ jour.

Cette période peut offrir un grand danger : Si le pus des vésicules se dessèche tout à coup, et que des frissons, de la stupeur (air abêti), de l'oppression (difficulté de respirer), de l'inquiétude et du délire se manifestent ; si en même temps la langue devient sèche, noire avec de la diarrhée, ces symptômes annoncent que le pus est rentré dans le corps, qu'il y a eu résorption purulente. Alors le danger est grand et pressant.

Contre cet état : *Sulfur* 12ᵐᵉ, une cuillérée d'heure en heure. S'il ne suffisait pas, on pourrait avoir recours aux médicaments suivants : *Arsenicum album* 12ᵐᵉ, quand l'agitation, jointe à la faiblesse et à la soif, domine.

Lachesis 12ᵐᵉ, quand il y a menace de gangrène.

Carbo vegetabilis, quand à l'état décrit, se joint une grande prostration des forces du malade.

Il y aurait encore bien des choses à dire sur les soins à donner aux malades, dans les cas de variole ; mais cela dépasserait le but que nous nous sommes proposé. Nous nous bornerons à conseiller : 1° la plus grande propreté ; 2° l'aération des appartements ; 3° tenir la chambre du malade dans une demi-obscurité; 4° dans une température moyenne, 18 à 20 degrés centigrades; 5° éviter tout ce qui peut donner au malades des pensées tristes, ainsi que tout ce qui pourrait le fatiguer; 6° pour la soif, donner des boissons émolientes.

Fièvre Typhoïde.

La fièvre typhoïde est la cousine germaine de la variole; il n'est pas rare de les voir attaquer ensemble une région ou une localité, ou de les voir se succéder dans la même région.

Elle est assez difficile à connaître dès les premiers jours de son invasion; on fera toujours bien d'avoir l'avis du médecin. Afin de mieux nous orienter dans cette affection ordinairement longue et dangereuse, nous distinguerons trois périodes.

1re *Période.*

Mal de tête intense, visage abattu et traits altérés, intelligence obscurcie; quand on adresse des questions aux malades, ils répondent lentement et difficilement; le regard est plus ou moins hébété, il y a souvent divagation et délire; le malade est affaissé et reste toujours couché sur le dos; il y a des tournements de tête, des éblouissements, du bruit dans les oreilles et des saignements de nez; la

bouche est amère et pâteuse, la langue blanche et presque sèche, elle se colle au doigt
quand on la touche; grande soif, pas d'appétit,
envies de vomir et même vomissements verdâtres; ventre un peu gonflé et sonore, la région du nombril est douloureuse à la pression
ainsi que le côté droit du ventre où se produit
un gargouillement; il y a diarrhée ou constipation; le malade ne peut dormir, et quand il y
réussit, il fait des rêves désagréables et pénibles.

Cette période dure sept à huit jours; c'est
vers la fin de cete période que commencent à
se montrer sur le ventre ou la poitrine une
éruption de tâches roses et arrondies qui disparaissent pour un moment sous la.pression du
doigt.

Les symptômes que nous venons de donner
conviennent en général à tous les cas de fièvre
typhoïde; mais souvent aussi la maladie affecte
à son début une forme plus spéciale qui dure
sept ou huit jours.

1° *Forme inflammatoire*. Donner *Aconit
napel*, 8 à 10 grains dissous dans 4 cuillérées
d'eau, une cuillérée de 3 en 3 heures. Le lendemain donner *Arsenicum alb*., de la même
manière; ces deux médicaments seront donnés
à la 6me la première dose, et les suivantes à
la 12me, un jour de l'un un jour de l'autre,
pendant 6 ou 7 jours, jusqu'à ce que la maladie ait changé de forme.

2° *Forme bilieuse*. Bouche amère et pâteuse; face et langue jaunâtres; envies de vomir, vomissements et selles verdâtres avec
diarrhée. Cet état dure sept ou huit jours,
puis cette forme, comme la précédente, est

suivie de la forme ataxique ou adynamique.

Dans cette forme on donnera *Nux-vomica* 12me dilution comme il est dit pour *Arseni-cum*, surtout s'il y a constipation, ou envies inutiles d'aller à la selle.

Si les vomissements avec la diarrhée dominent on donnera *Ipeca* 12me.

3° *Forme ataxique* ou nerveuse. Les symptômes prédominants sont : le délire, les convulsions, les soubresauts des tendons, le mouvement involontaire des doigts, les visions imaginaires, les divagations.

Belladona 12me, puis 30me pour le délire, les convulsions et toute cette forme. Si, dans le délire, il y avait chants, discours improvisés, etc., alors *Agaricus-Muscarius* serait préférable.

4° *Forme muqueuse et forme latente.* Face pâle ou boursouflée; langue blanche, bouche pâteuse, selles ressemblant à de la poix ou contenant des glaires, les yeux rouges et larmoyants. Quelquefois la fièvre est peu forte et semble se cacher pour ainsi dire, cependant elle est continue, il y a perte d'appétit, un peu de diarrhée et de faiblesse.

Cette forme réclame *Pulsatilla* 6me et *Mercurius solubilis* 12me, un jour de l'un, un jour de l'autre.

5° *Forme adynamique ou putride.* Elle n'arrive ordinairement qu'après une des formes prédédentes, cependant elle peut se montrer dès le début; elle est caractérisée par l'air hébété du malade, la perte complète des forces, la petitesse et la lenteur du pouls, la somnolence continuelle, les selles fétides, (d'une puanteur extrême), le refroidissement

des extrémités; la langue, les dents, les lèvres sont couvertes d'un enduit brun ou même
noir, il y a écoulement de sang par le nez,
l'anus ou les plaies de la peau.

Cette forme réclame *Rhus tox*... 12me, et
Bryonia 12me. Donner un jour de l'un, un
jour de l'autre. S'il y avait en même temps
prostration et agitation, douleurs brûlantes
dans le ventre, selles très liquides, brûlantes,
d'une puanteur extrême avec grande soif,
alors on donnerait *Arsenicum alb*. 12me.

2me *Période*.

Elle n'est qu'une augmentation des symptô-
mes de la première; elle va du 8me ou 9me jour
jusqu'au 21me, ou même 29me jour. Souvent la
première période est supprimée et le malade
se trouve de suite dans la seconde. Cette période contient tous les symptômes de la forme
ataxique ou putride que nous avons donnés,
et en plus un certain nombre d'autres.

La faiblesse devient plus grande, la langue
plus sèche et plus noire, diarrhée comme de
l'eau, yeux fermés avec somnolence presque
continuelle, perte de la mémoire, stupeur;
délire continu ou marmottement de mots con-
fus et sans suite, carphologie (le malade veut
saisir avec les mains des objets qui n'existent
pas); dents et lèvres noires, soif ardente, pouls
faible, fréquent, quelquefois intermittent,
selles et urines involontaires, saignement de
nez et taches jaunes ou brunes sur le corps.

A cet état convient *Rhus tox*... 12me; ou
encore *Arsenicum alb*.

3ᵐᵉ Période.

Augmentation des accidents relatés déjà. Les traits du visage s'altèrent de plus en plus, la face devient presque cadavéreuse, la parole inintelligible, la respiration difficile; il y a sueur gluante, le malade tombe dans un sommeil profond et la mort approche. Quand le malade, parce qu'il n'a pas été traité convenablement, arrive à cette 3ᵐᵉ période, il reste peu d'espoir; cependant, l'homéopathie peut encore en sauver un certain nombre.

S'il n'y a pas gangrène dans l'intestin, donner *Rhus tox*, alterné avec *Arsenicum alb.*, une cuillérée de 2 en 2 heures, une fois de l'un, une fois de l'autre.

Si l'intestin est gangrené, donner *Arsenicum alb.*, alterné avec le *Lachesis trigonoc.*, une cuillérée de 2 en 2 heures.

Quand chez un sujet blond, de complexion délicate et à peau blanche, malade depuis une quinzaine de jours, qui jusque là a été triste, abattu, silencieux et sans délire, apparaissent tout à coup les phénomènes suivants : le teint s'anime subitement, les yeux sont brillants et les joues colorées, il ne fait que rire et parler tour à tour, sans interruption et sans sujet; de plus il y a un peu de toux sèche; ce délire particulier serait suivi d'un affaissement énorme, qu'il importe de prévenir, pour cela on donnera :

Coffea cruda, 6ᵐᵉ dilution, 8 grains dissous dans 4 cuillérées d'eau.

Convalescence.

La longueur de la convalescence est toujours proportionnée à la gravité de la maladie. On aura bien soin de surveiller cette convalescence, de ne pas écouter l'appétit du malade ; on lui donnera d'abord du bouillon de poulet, puis du bouillon de bœuf, puis un peu de viande de volaille qu'il mangera sans pain ; on ne pourra donner au malade des aliments plus forts avec du pain que lorsque les selles, redevenues naturelles, indiqueront que l'estomac et les intestins ont repris leur fonctionnement régulier.

Choléra Asiatique.

Le choléra est simplement une névrose des organes soumis aux nerfs pneumogastriques ; qu'il y ait des microbes ou non dans les selles des cholériques, cela nous importe peu ; nous avons un moyen sûr de le prévenir et de le guérir, c'est tout ce que veulent les malades.

Il en est de même du Croup, de la Typhoïde, du Miséréré, de la Passion illiaque, des convulsions éclamptiques, du Tétanos et de la Chorée, qui sont avant tout des névroses. Ouvrons une parenthèse historique : — En 1854, à Marseille, le docteur Chargé, sur une immense clientèle soumise au traitement préventif, n'avait pas un seul cholérique confirmé ; il en a été de même partout où l'expérience a été

faite. Mais pour cela il faut en prévenir les
causes au plus vite; employer d'abord les ressources du traitement préventif, en se rappe-
lant que le véritable progrès en médecine
consiste plutôt à prévenir qu'à guérir.

Le plus souvent le choléra épidémique
éclate subitement, surtout pendant la nuit;
il a toujours pour premier symptôme un malaise indéfinissable, une courbature générale,
de la faiblesse et des douleurs de ventre
étranges, avec perte complète de l'appétit;
une soif ardente, des borborygmes (bruits du
ventre) de plus en plus incessants, et enfin
une diarrhée jaune ou blanchâtre, muqueuse
et fétide. C'est là ce que l'on appelle la diarrhée prémonitoire, ou *cholérine*. Elle succède
le plus souvent à une indigestion, ou à l'ab-
sorption intempestive d'une boisson trop fraîche, ou même trop alcoolique; d'un fruit trop
vert, ou d'une crudité quelconque qui ne passe
pas.

Jusque là il n'y a rien de grave, mais en
temps d'épidémie il faut en tenir compte, surtout chez les enfants.

En effet à cet abattement extraordinaire des
forces physiques et morales ne tardent pas à
s'ajouter des sueurs froides, glaciales, une insomnie invincible, une grande anxiété à l'épi-
gastre (creux de l'estomac), et une faiblesse
telle que tous ces symptômes réunis deviennent très rapidement les caractéristiques très
graves du choléra. Il est encore plus certain
quand arrivent des nausées (envies de vomir),
ou des vomissements, des urines épaisses, rouges et rares, des selles fréquentes, jaunâtres
ou même sanguinolentes, presque toujours

mêlées de muccosités blanchâtres grumelées et en forme de grains de riz très cuits; en même temps des sueurs froides inondent toute la peau du corps.

TRAITEMENT

C'est à cet ensemble de symptômes que convient admirablement le *Veratrum album* (Varraire blanc). Il s'administre en globules ou grains, en liqueurs diluées, ou encore en bonbons que l'on met sur la langue de quart d'heure en quart d'heure, ou encore dissous dans un demi verre d'eau bien pure, mais non fraîche que l'on prend à la dose et à la dilution que réclament l'intensité du cas et la sensibilité médicamenteuse du sujet.

Pour les enfants jeunes, 12me dilution. Pour les adultes, 6me. en général.

En même temps on rafraîchira très utilement la bouche du malade avec une eau minérale alcaline légère, mais qui jamais ne puisse troubler le vin généreux qu'on doit lui permettre.

Le *Veratrum* suffit seul, dans la plus grande généralité des cas, à prévenir si bien tous les symptômes du fléau commençant, que l'on n'aura presque jamais besoin de recourir à d'autres remèdes.

Mais bientôt à cette première période, si elle n'est pas combattue promptement, s'ajoutent très rapidement aussi, et quelquefois d'une manière foudroyante des symptômes bien plus terribles : les vomissements deviennent plus abondants, les évacuations par les selles se remplissent de flocons albumineux encore plus

en forme de grains de riz; l'urine est supprimée, un cercle brunâtre et violacé entoure les
orbites; le regard devient fixe et s'éteint, le
pouls se ralentit et tend à disparaître, les artères se vident, l'oppression est extrême, les
membres sont tourmentés de crampes violentes, et la peau complètement froide et gluante
prend une teinte livide et bleuâtre, en même
temps que la vie disparait d'abord à la surface.

Quand le mal est arrivé à ce degré, il n'y a
plus un instant à perdre, mais les agents puissants de la médecine positive peuvent encore
réveiller la vie qui va s'éteindre. Il faut alors
distinguer en quatre séries partielles la grande
série des symptômes : 1° les évacuations par le
haut ou par le bas; 2° les crampes ou secousses
des membres; 3° le froid algide (sensation de
froid glacial); 4° la prostration des forces.

1° Évacuations jaunâtres ou brunes avec vomissements : *Veratrum alb.* — Si les évacuations se font seulement par le bas, très liquides avec brûlure à l'anus ou dans le ventre,
grande faiblesse et cependant agitation nerveuse : *Arsenicum alb.*

2° Si les crampes sont le symptôme dominant : *Cuprum metal,* 12me ou 30me.

3° Si c'est le froid algide qui soit le symptôme dominant : *Camphora.*

4° Si c'est la prostration des forces, c'est-à-
dire l'accablement, l'anéantissement de toute
vigueur, qui soit le principal symptôme :
Carbo vegetabilis.

Nota. — Pour *Camphora,* on donnera,
si l'on veut, Esprit de camphre, 2 gouttes
sur un morceau de sucre.

Les autres médicaments seront donnés selon l'intensité du cas toutes les demi-heures, ou tous les quarts d'heure ; *Veratrum et carbo* peuvent même se donner toutes les dix minutes. *Cuprum* pourra aussi être alterné avec *Veratrum* d'heure en heure.

Autre traitement.

Le docteur Cramoisy donnait *Alcoolature d'Aconit napel* dans tous les cas légers ou graves à la dose de 10 à 20 gouttes dans 250 grammes d'eau sucrée ou non. Le malade en prend une cuillérée à bouche toutes les 10, 15, 20 ou 30 minutes, selon l'intensité du cas. Pour boisson, dans l'intervalle, on peut donner de l'eau sucrée ; mais surtout il faut laisser reposer tranquillement les malades sur leur lit.

Prost-Lacuzon donne un autre procédé dont on peut aussi se servir. On fera coucher le malade dans un lit bien chaud, et on lui fera prendre *Esprit de Camphre* de Hahnemann, 2 gouttes sur un morceau de sucre ou dans une cuillérée d'eau. Répéter cette dose toutes les cinq minutes jusqu'à ce que la chaleur revienne et qu'une sueur générale se déclare ; ce qui arrive au plus tard à la 6me dose.

Le choléra ainsi attaqué est anéanti ; mais il faut agir promptement, parce que, quand les vomissements et la diarrhée sont arrivés, alors l'Esprit de camphre n'est plus le spécifique. Dans le cas où l'on sera arrivé trop tard pour donner *Esprit de Camphre,* ou s'il n'avait pas réussi, on aurait recours aux remèdes suivants :

2

Ipeca 6mo pour les vomissements; *Phos-phori acidum* 12mo pour les coliques; *Veratrum album* quand il y aura voix rauque, amaigrissement, faiblesse, yeux caves, froid glacial des extrémités, de la face et de la langue; sueur froide et poisseuse, vomissements, diarrhée verdâtre ou en blanc de riz, pouls petit et peu sensible.

Cuprum metal, pour les crampes; *Arsenic alb.*, quand il y a agitation malgré la faiblesse et brûlure au creux de l'estomac avec selles très liquides.

Carbo veget., quand il y a prostration excessive, corps bleuâtre et froid, œil fixe et hagard dont on ne voit que le blanc; voix éteinte, oppression extrême, respiration lente, difficile, haleine froide, absence de pouls. — Dans ce cas extrême, si *Carbo veget.* ne suffisait pas, on pourrait essayer *Acidum hydrocyanum*.

TRAITEMENT PRÉSERVATIF

Quand le choléra asiatique règne dans un pays, on pourra toujours s'en préserver, en suivant, pendant le temps que durera l'épidémie, le traitement suivant : Prendre tous les trois jours un des médicaments suivants dans cet ordre : 1° *Veratrum alb.*, 3me dilution ou dynamisation, 6 grains dissous dans 2 cuillérées d'eau prises en une seule fois le matin deux heures avant de manger; 2° après deux jours d'intervalle (non compris le jour où l'on a pris *Veratrum*), on prendra de la même manière *Cuprum met.*, 6me dynamisation;

3° Après trois jours on prendra de la même manière *Arsenicum alb.*, 6me. Trois jours après avoir pris ce dernier remède on recommencera la série en conservant les mêmes intervalles, pour continuer pendant tout le temps que durera l'épidémie.

En suivant cette méthode, et si d'ailleurs on a soin de se conformer aux règles de l'hygiène, on n'aura rien à craindre du choléra. Cette méthode a toujours parfaitement réussi dans tous les cas d'épidémies cholériques même les plus violentes et les plus meurtrières.

Les personnes qui prendront ce moyen préservatif, pourront sans crainte donner leurs soins aux malades cholériques; cependant elles devront éviter tout excès dans le manger et surtout les excès de boissons alcooliques, ainsi que tout excès de fatigue. Elles auront soin aussi de tenir la propreté parfaite sur leur personne et dans leurs appartements, de ne point se laisser aller aux idées tristes, déprimantes, ni à la crainte exagérée du fléau qui ne saurait les atteindre dans ces conditions.

Scarlatine.

C'est une fièvre éruptive et contagieuse, est reconnaissable à de petits points rouges réguliers, imitant la peau de chagrin, mais sans saillie aucune, ou bien à des plaques très larges, couleur amarante ou rouge franboise,

qui occupent presque toute la surface du corps,
et même l'intérieur de la bouche, où cette coloration se trouve également. Cette éruption
accompagnée d'une angine (mal de gorge) plus
ou moins violente, se termine par une démangeaison générale au bout de sept à huit jours.

Elle a trois périodes comme la rougeole :
Une période d'invasion, une d'éruption, et
une de desquamation.

1° Invasion.

Ordinairement il y a frissons et fièvre avec
mal de gorge plus ou moins violent; mal de
tête, nausées, quelquefois saignements de
nez. Quelques enfants ont des convulsions. Cet
état dure environ deux jours, puis vient la période d'éruption.

2° Eruption.

Il apparaît sur la figure de petites taches
d'un rouge vif, qui disparaissent pour un instant sous la pression du doigt; bientôt elles
couvrent tout le corps, alors il semble qu'on
ait barbouillé le malade des pieds à la tête avec
du jus de framboises; l'intérieur de la bouche
présente le même aspect. Quelquefois cette
coloration ne paraît que par larges plaques
irrégulières, et les intervalles qui les séparent
laissent apercevoir la peau avec sa couleur naturelle. Si l'on applique la main sur la peau
on la trouve tendue et très chaude; les pieds
et les mains sont raides, engorgés, et le mal
de gorge devient très violent.

3° Desquamation.

Au bout de cinq ou six jours, les taches pâlissent et diminuent de grandeur ; la fièvre baisse, le mal de gorge cesse, et entre le septième et le douzième jour il se détache peu à peu de la peau des plaques plus ou moins larges ; c'est la desquamation.

On admet deux variétés de scarlatine : l'une *angineuse,* dans laquelle le mal de gorge est grave, les glandes du cou sont engorgées et volumineuses ; quelquefois il s'y forme des abcès. Quelquefois l'éruption ne se produit que dans quelques parties du corps et disparaît du jour au lendemain.

L'autre variété de scarlatine est appelée *maligne :* les symptômes de la période d'invasion sont très violents, le malade tombe dans une grande faiblesse ; la langue et les dents se recouvrent d'un enduit grisâtre, le pouls est mou, très fréquent, et se laisse comprimer facilement ; la respiration du malade sent mauvais ; il y a délire, somnolence continuelle ; l'éruption se fait peu ou presque pas ; souvent elle paraît et disparaît, elle est toujours en petite quantité, et occupe les plis des articulations des membres : quelquefois elle perd sa rougeur, devient couleur de plomb, et la peau se nuance de taches livides et noirâtres ; le malade rend alors des selles en diarrhée fétide, des urines sanguinolentes et la mort approche.

Des hémorrhagies passives (pertes de sang par faiblesse) peuvent aussi venir compliquer la scarlatine.

La maladie qui survient le plus souvent pendant la convalescence, est l'anasarque (en-flure et infiltration de sérosités sous la peau).

On distingue la scarlatine de la rougeole, en ce que, dans la scarlatine, au commence-ment, il n'y a pas de rhume de cerveau, ni larmoiement des yeux, ni toux comme dans la rougeole; de plus la scarlatine s'accompagne presque toujours d'un mal de gorge assez vio-lent. Dans la rougeole il y a rarement mal de gorge, et la bouche ne présente pas cette rougeur éclatante; enfin l'éruption de la rou-geole n'est régulière ni dans sa forme ni dans sa couleur.

La scarlatine se distingue du pourpre ou éruption miliaire pourprée en ce que les ta-ches du pourpre se développent sans ordre, tantôt dans une place, tantôt dans une autre, et même dans des régions très éloignées les unes des autres. Les taches de la scarlatine sont sèches, lisses et blanchissent momentané-ment sous la pression du doigt; celles du pour-pre, au contraire, sont grenues, humides, et restent rouges sous la pression du doigt.

TRAITEMENT PRÉSERVATIF

Quand la scarlatine règne dans une région d'une manière épidémique on pourra s'en pré-server de la manière suivante : Prendre tous les trois jours le matin à jeun, deux heures avant de manger : *Belladona* 30e dilution, 4 grains dans deux cuillérées d'eau en une seule fois.

TRAITEMENT DE LA SCARLATINE SIMPLE

Quand les symptômes de la période d'invasion sont violents, on prendra :

Belladona 6me dilution, 8 grains dans 5 cuillérées d'eau, une demi-cuillérée d'heure en heure.

Quand les symptômes d'invasion sont d'une médiocre intensité, alors on donne :

Belladona 12me dilution, 6 grains dans 4 cuillérées d'eau, une demi-cuillérée de 3 en 3 heures.

Au fur et à mesure que les symptômes deviendront moins intenses, on séparera les cuillérées par de plus grands intervalles, on donnera aussi *Belladona* à une dilution plus élevée, la 12me, si on a commencé par la 6me, et ensuite la 30me.

Quand au début la fièvre est ardente, que les pulsations du pouls sont plus fortes que fréquentes, surtout si elles sont dures et résistantes sous le doigt, avant de donner *Belladona*, on donnera *Aconit napel* 6me ou 12me, une demi-cuillérée de 2 en 2 heures.

Si avec la scarlatine se mêlait la fièvre miliaire, alors on alternerait *Aconit* 12me avec *Belladona* 12me, une demi-cuillérée de 2 en 2 heures; seulement, après la cuillérée de *Belladona*, on attendra 4 heures pour revenir à *Aconit;* de plus, à mesure que le mieux se produira, on augmentera l'intervalle à laisser entre les cuillérées.

Si l'angine devenait grave, le volume des amygdales considérable, avec amas de mucosités dans l'arrière-bouche; surtout s'il y avait en même temps selles couleur de paille, en forme de rubans, on donnerait *Baryta carb.* 12ᵐᵒ, 6 grains dans 4 cuillérées d'eau, une cuillérée de 4 en 4 heures.

Si la peau devenait brûlante avec air étonné et hébété (stupeur), somnolence continuelle, agitation, diarrhée ou constipation, convulsions, on donnerait : *Opium* 6ᵐᵒ, 6 grains dans 4 cuillérées d'eau, une demi-cuillérée de 2 en 2 heures.

S'il y avait répercussion au cerveau, on donnerait *Belladona* 12ᵐᵒ, une demi-cuillérée d'heure en heure. Si la répercussion se faisait à la poitrine on donnerait *Bryonia* 6ᵐᵉ; si en même temps elle se faisait sur le canal intestinal, surtout si en même temps il y avait oppression, toux, état asthmatique, on donnerait *Ipeca* 6ᵐᵒ, une demi-cuillérée d'heure en heure.

Pour l'hydropisie qui se déclare souvent pendant la convalescence, si l'épanchement de sérosités se fait dans le ventre, on donnera : *Arsenicum alb.* 12ᵐᵒ et *China* 12ᵐᵒ, une cuillérée à bouche matin et soir, un jour de l'un, un jour de l'autre. S'il restait encore un peu d'enflure, on donnerait ensuite *Sulfur* 30ᵐᵒ, une cuillérée matin et soir pendant 2 ou 3 jours.

Si après la convalescence, il restait de l'épuisement avec grande faiblesse, on donnerait *China* 12ᵐᵒ ou 30ᵐᵒ, une cuillérée à bouche matin et soir pendant 4 ou 5 jours.

Si dans le cours de la maladie ou même de la convalescence la secrétion des urines s'arrêtait ou même si elle se faisait en très petite quantité, on donnerait *Digitalis purpurea* 12ᵐᵉ,

6 grains pour 4 cuillérées d'eau, une cuillérée
à bouche toutes les quatre heures. Dans le cas
où ce remède ne ramènerait pas la secrétion
de l'urine on le remplacerait par *Veratrum
alb.* pris de la même manière.

Rougeole.

On donne le nom de rougeole à une éruption contagieuse qui s'annonce par la fièvre,
le larmoiement des yeux, le rhume de cerveau (coryza) et une toux sèche ; chez plusieurs enfants il y a de l'assoupissement et du
délire. Quelquefois cependant, la rougeole se
montre sans être précédée de ces symptômes ;
il n'y a même pas de fièvre.

Au bout de deux ou trois jours, l'éruption
commence à se montrer sur la figure, pour
s'étendre de là sur tout le corps. Cette éruption consiste en de petites taches rouges,
ayant la forme et la grandeur des morsures de
puce, et dont beaucoup sont saillantes au toucher. Si l'on appuie le doigt dessus un peu
fortement, elles disparaissent pour un moment.
Ces taches causent une légère démangeaison.

Trois ou quatre jours après l'éruption, les
taches perdent leur couleur; elles deviennent
légèrement jaunâtres; alors tous les symptômes qui avaient annoncé l'éruption diminuent, ou cessent complètement pour la plupart.

Enfin, une quinzaine de jours après le début

de la maladie, arrive la période de desquamation, qui consiste en ce que la face extérieure
de la peau se détache sous la forme de petites
lames blanchâtres semblables à du son; souvent elle est peu de chose et passe inaperçue.

Le symptôme qui persiste le plus souvent
pendant la maladie est une toux sèche très
opiniâtre.

Quoique la rougeole ne soit pas en elle-
même une maladie grave, du moins ordinairement, elle mérite cependant d'être soignée et
surveillée de près, à·cause des complications
qui peuvent survenir. Les plus ordinaires
sont : l'inflammation des intestins, la méningite, la gangrène, les convulsions, le délire,
la bronchite, la diarrhée, l'ophtalmie, la
pneumonie et surtout la phtisie pulmonaire.
Outre le traitement que nous donnerons, il
faudra mettre le malade à la diète pendant
un ou deux jours; ne pas le trop charger de
couvertures, lui donner une alimentation légère; pour boisson de l'eau d'orge ou de riz,
de l'eau sucrée, ou encore de l'eau albumi-
neuse que l'on prépare en battant un blanc
d'œuf dans deux verres d'eau légèrement sucrée.

TRAITEMENT

Quand la rougeole ne présente aucune complication, son traitement est facile. On donnera pendant la 1re période, c'est-à-dire depuis
les premiers symptômes jusqu'à l'éruption :
Capsicum annum 6me dilution, 6 grains
dans 4 cuillérées d'eau, une cuillérée de 3 en
3 heures pendant le jour seulement; le lende-

main, si l'éruption n'a point encore parue, on répètera le même remède de la même manière, jusqu'à l'éruption. Pour les enfants faibles et maladifs, on remplacera *Capsicum* par *Viola odorata*.

Quand l'éruption aura commencé à paraître, on abandonnera *Capsicum* ou *Viola odor.*, pour donner *Silicea* 12ᵐᵉ dilution; on en donnera chaque jour 6 grains dans 4 cuillérées d'eau, une toutes les trois heures jusqu'à la fin de la maladie.

Dans le cas où il surviendrait quelque complication, on suspendrait le traitement ordinaire que nous venons de donner, pour traiter la complication.

S'il se manifestait des symptômes cérébraux, tels que : somnolence comateuse, délire ou convulsions; on donnerait *Belladona* 12ᵐᵉ, 4 ou 5 grains dans 3 cuillérées d'eau, une demi-cuillérée d'heure en heure, jusqu'à la cessation des symptômes cérébraux.

Si l'éruption rentrait après avoir parue, on donnerait *Sulfur* 12ᵐᵉ, ou *Pulsatilla* pour les enfants faibles, une cuillérée, ou une demie-cuillérée pour les enfants très jeunes, toutes les heures; on fera la potion à raison d'un grain par cuillérée.

S'il y avait grande agitation, insomnie, plaintes, toux sèche ou vibrante qui se présente souvent avant, ou au commencement de l'éruption, on donnerait *Coffea cruda* 12ᵐᵉ, et pour les enfants blonds, frêles et lymphatiques *Pulsatilla* 12ᵐᵉ, comme les précédents.

Si après la desquamation il restait de la toux et de la constipation avec pesanteur de l'estomac, on donnerait *Bryonia alba* 12ᵐᵉ, de 4 à 6 grains dans 4 cuillérées par jour, une toutes les 3 heures.

Suette miliaire.

La suette miliaire est une fièvre éruptive qui sévit ordinairement d'une manière épidémique. Ses symptômes caractérisques sont : des sueurs excessives, accompagnées d'une éruption de petites tâches rouges, ayant à leur centre une petite vésicule presque imperceptible, qui est rouge ou blanche. (Miliaire rouge et miliaire blanche.) De plus, les malades ont la sensation d'une constriction, d'un poids énorme sur la poitrine. Elle offre généralement quatre périodes.

§ 1. *Débuts de la maladie.*

Vertiges, malaise, lassitude, insomnie insurmontable, mélancolie, anxiété qu'on ne peut définir, avec grande agitation comme si on était menacé d'un danger inconnu; perte d'appétit, langue blanche, bouche sèche avec constipation et gargouillement dans le ventre; urine rare, brûlante et d'un jaune ardent.

Il y a aussi peau sèche, brûlante, pouls ample et fréquent avec fièvre; battements de cœur et quelquefois tendance aux évanouissements.

La durée de ces symptômes est de trois ou quatre jours.

§ 2. *Crise et invasion.*

Cinq, six ou sept jours après le début, il survient une forte chaleur mêlée de froid, surtout aux jambes, aux pieds et aux mains; peu après chaleur générale très intense, avec grande agitation; mal de tête avec bruit dans les oreilles et étourdissements surtout en levant la tête; pouls large accéléré et palpitations presque continuelles; la peau est souple, humide, puis au bout de quelques heures apparaissent des sueurs abondantes non interrompues, d'une odeur infecte. A ces sueurs se joignent d'insupportables démangeaisons, avec raideur des articulations.

§ 3. *Éruption.*

Avec les démangeaisons commence l'éruption; elle n'est pas toujours identique à elle-même; tantôt elle a la forme d'un grain de millet, tantôt la forme d'une vésicule qui se remplit d'un peu de pus blanchâtre. Cette éruption commence à la poitrine, au dos, puis elle gagne les membres supérieurs.

Les urines laissent déposer un sédiment très épais et couleur de brique; elles ont une odeur analogue à celle qui se produit lorsque l'on a mangé des asperges. Quand les vésicules apparaissent il y a augmentation de tous les symptômes; l'oppression devient souvent tel-

lement grande qu'il y a danger de suffocation;
il peut survenir du délire et un assoupissement continuel accompagné de convulsions
(Coma).

§ 4. *Desquamation.*

Après que l'éruption a duré trois ou quatre
jours, les vésicules se dessèchent; la rougeur
de la peau pâlit et alors la desquamation s'opère
sous la forme de petites écailles. A partir de
ce moment, tous les symptômes perdent de
leur intensité et s'apaisent graduellement.

Cependant tout danger n'est pas encore disparu : il peut arriver que le pouls devienne
faible, quoique très accéléré; que les sueurs
s'arrêtent tout à coup, que la peau devienne
rude et sèche; que l'éruption pâlisse et dispa-
raisse presque entièrement; qu'il se montre
du délire avec langue sèche et brune, dans ces
conditions la mort est presque certaine.

Il est bon que l'on sache que la Suette miliaire est cousine du choléra asiatique et de la
peste; cependant si le traitement homéopathique est bien exécuté, on n'aura rien à redou-
ter de semblable.

La durée de la maladie est en général de
huit à quinze jours.

TRAITEMENT

Les deux médicaments de fond, qui embras-
sent presque tous les symptômes de la suette,
sont :

Arsenicum album 12ᵐᵉ ou 30ᵐᵉ, *Sambucus nigra* 6ᵐᵉ ou 12ᵐᵉ.

Les deux médicaments secondaires sont :
Aconit napel 6me ou 12me, *Belladona* 12me.

Quand au début il y a forte fièvre, pouls plein et dur, avant que les sueurs paraissent on donnera :

Aconit 12me pour les personnes au-dessous de quinze ans, et 6me pour les autres.

S'il y a diarrhée ou agitation, cris, anxiété, tressaillement des membres, on donnera : *Arsenicum alb.* 12me quand il y a diarrhée seulement, et 30me quand il y a aussi les autres symptômes.

Les remèdes précédents seront donnés par cuillérée de 3 en 3 heures.

Quand les symptômes qui demandaient *Aconit* auront disparu, au moins en grande partie, on passera à *Arsenicum*, qui sera donné pendant 24 ou 48 heures; et quand ses symptômes propres seront amendés, si les sueurs persistent avec l'oppression on donnera *Sambucus.* On pourra ensuite revenir à *Arsenicum*, et même donner un jour d'*Arsenicum* et un autre de *Sambucus*.

Si dans le cours du traitement il survenait du délire avec rougeur ou pâleur de la face, yeux fixes et étincelants; que le malade voulût s'enfuir du lit, ou s'il avait des visions de choses imaginaires, on suspendrait les autres remèdes pour donner : *Belladona* 8 grains dans quatre cuillérées d'eau, une demi-cuillérée de deux en deux heures.

Quand le délire sera passé, on reviendra à *Arsenicum* ou *Sambucus*, pour continuer le traitement interrompu.

CHAPITRE II

Fièvres intermittentes.

On donne le nom de fièvre intermittente à une affection fébrile dont les accès cessent et se reproduisent à des heures déterminées, et à des intervalles à peu près égaux entre eux.

Chaque accès se divise en trois périodes ou stades appelés : période du froid, de la chaleur et de la sueur.

Dans les accès réguliers ces trois stades se succèdent toujours avec ordre, et l'espace de temps qui sépare le retour des accès se nomme apyrexie, (intervalle sans fièvre), ou encore intermission, parce qu'alors le malade se trouve comme dans un état normal.

Les jours qui séparent les accès entre eux se nomme intercalaires, et l'on appelle type l'ordre suivant lequel les accès reviennent.

On distingue ainsi le type quotidien dans lequel les accès reviennent tous les jours, ont la même durée, la même intensité, et présentent les mêmes symptômes.

Le type tierce dans lequel les accès se renouvellent tous les deux jours, laissant un jour pendant lequel le malade n'a pas d'accès.

Le type quarte dans lequel les accès ont lieu tous les trois jours, laissant ainsi au malade deux jours pendant lesquels il est sans accès.

Il y a encore d'autres divisions pour les fièvres qui ne rentrent pas dans le cadre pré cédent ; mais elles ont moins d'importance au point de vue pratique.

La division suivante est beaucoup · plus miportante à retenir et surtout à saisir en pratique : la fièvre intermittente peut être bénigne ou bien pernicieuse, ou encore symptomatique.

Une fièvre intermittente est simple, lorsqu'elle ne présente aucune complication ou accident grave et qu'elle se borne aux accès fébriles purs et simples.

Une fièvre est dite pernicieuse quand les accès sont tellement graves qu'ils peuvent causer la mort. Enfin elle est dite symptomatique quand elle n'est qu'un symptôme d'une autre maladie.

ART. 1. — FIÈVRE INTERMITTENTE SIMPLE.

Cette fièvre peut débuter brusquement, ou s'annoncer par un mal de tête, des baillements avec pandiculations (besoin d'étirer fortement les membres), de la pâleur du visage avec envie de dormir, etc.

§ 1er. *Stade du froid.*

Dans cette période, le froid peut être des plus intenses ou se borner à un peu de frisson et d'horripilation (chair de poule).

Dans le premier cas, il y a claquement des dents, avec plaintes ; tremblement convulsif des membres ; face terne avec les yeux enfoncés et la voix tremblotante, le malade se ramasse et se pelotonne comme pour concentrer ou retenir la chaleur qui semble le quitter ; il y a des douleurs dans les membres, mal de tête, urines pâles, oppression, pouls fréquent et déprimé ; souvent quelques parties de la peau bléuissent ; la soif est nulle, d'autrefois très vive, et il survient des vomissements bilieux.

La durée de cette période varie ; elle est quelquefois de dix minutes, mais elle peut durer trois et même cinq heures ; mais généralement sa durée moyenne est d'une heure environ.

Cette première période peut ne pas se présenter.

§ 2. *Stade de chaleur.*

Pendant cette période le froid diminue peu à peu, et il est remplacé par une chaleur plus ou moins forte ; le mal de tête augmente alors quelquefois ; la soif est souvent moins vive que dans le premier stade ; l'oppression diminue ; l'urine devient rouge, brûlante ; la face se colore, le pouls est ample, la peau sèche ou un peu moite.

La durée de cette période, qui peut manquer quelquefois, varie d'une à dix heures, mais le plus ordinairement sa durée est de deux à quatre heures.

§ 4. *Stade de sueur*.

La quantité de sueur exhalée par le malade pendant cette période varie beaucoup; il peut ressentir simplement un peu de moiteur, ou être baigné de sueur. Dans cette période, tous les symptômes éprouvés par le malade dans les deux premiers stades, disparaissent peu à peu, et le pouls reprend son état normal. La durée de cette période est à p_u près la même que celle des deux autres.

Après l'accès vient l'état d'apyrexie (sans fièvre); quelques malades se trouvent alors dans un état de santé assez parfait; mais d'autres ont peu d'appétit, sont faibles, pâles et digèrent mal.

La longueur de l'intermission ou apyrexie est sujette à varier; quelquefois le retour de l'accès arrive à heure fixe; d'autres fois il avance ou retarde de quelques heures. Quelquefois les accès se rapprochent tellement que le second accès commence avant que le premier ait complètement cessé.

La prolongation de la fièvre intermittente amène une teinte jaune de la peau qui est caractéristique: elle cause aussi l'engorgement de la rate, même du foie, et peut amener l'hydropisie. Enfin les rechutes sont assez fréquentes.

TRAITEMENT

Trois ou quatre médicaments peuvent suffire pour traiter tous les types de la fièvre intermittente simple.

Ces médicaments sont d'abord *Arsenicum*

album et *China* alternés, un jour l'un, un jour l'autre, une cuillérée matin et soir de la 12me ou 30me dilution.

Dans trois cents cas de fièvres paludéennes, dit Prost-Lacuzon, ces deux médicaments ont suffi, à l'exception de trois cas seulement.

Si dans la fièvre intermittente, le malade se plaignait de vives douleurs dans les jambes qui le forcent à crier, ou qui du moins seraient insupportables, on donnerait alors en commençant : *Arnica moutana* 6me ou 12me, 8 grains pour quatre cuillérées, une cuillérée de quatre en quatre heures. Dans ce cas ce médicament seul suffit pour enlever les douleurs et couper la fièvre en même temps.

D'après le docteur Teste, quand le type de la fièvre est quotidien ou tierce, que l'accès a lieu le matin et que le malade a de la constipation, on coupera sûrement la fièvre avec *Plumbum metal* 24me, quatre ou cinq grains dans deux cuillérées d'eau, prises une le matin l'autre le soir.

Quand la fièvre est quotidienne et que l'accès commence dans l'après-midi, si *Arsenicum* et *China* n'avaient pas réussi, on donnerait *Cedron* 6me, comme le précédent.

Enfin, si à la suite d'une frayeur ou d'une forte émotion, il se manifestait une fièvre quotidienne dont l'accès débute au milieu du jour et n'est pas précédé de frissons, on donnerait *Opium,* comme les deux précédents.

Art 2. — FIÈVRE INTERMITTENTE PERNICIEUSE

On a donné le nom de pernicieuses aux fièvres intermittentes dont les symptômes revêtent une forme excessivement grave, et dont la marche est tellement rapide que la mort peut arriver dans le cours de l'accès.

Il y a plusieurs espèces de ces fièvres; les unes sont caractérisées par un groupe de symptômes graves d'égale intensité; mais la plupart du temps, on observe un symptôme prédominant sur lequel il faut porter toute son attention, car il constitue à lui seul le danger de la maladie.

La fièvre peut être pernicieuse par suite de l'intensité du stade de froid (fièvre algide), ou du stade de sueur (fièvre diaphorétique).

Dans la fièvre algide le froid est intense; la face cadavéreuse, l'haleine froide, le pouls petit, fréquent, rare ou irrégulier; le malade se plaint, s'agite et la soif est excessive.

La mort peut arriver dès le premier accès; sinon, elle arrive certainement au second.

Dans la fièvre diaphorétique, l'accès des premiers stades n'offre que la bénignité de ceux d'une fièvre intermittente simple; mais bientôt la sueur devient tellement considérable, que, quand la mort n'arrive pas dans le premier accès, elle est inévitable au second.

Il y a aussi des fièvres pernicieuses dans lesquelles se présentent des troubles du système nerveux, tels que : le coma, le délire, les convulsions, l'épilepsie, la catalepsie, etc.

La fièvre comateuse ou léthargique est caractérisée par une somnolence ou un sommeil profond, qui survient dès le premier ou le second stade ; elle est presque toujours mortelle au troisième ou quatrième accès.

La fièvre délirante est caractérisée par un délire plus ou moins violent, qui arrive ordinairement pendant le deuxième stade, pour diminuer peu à peu pendant la période de sueur.

La mort peut arriver pendant le délire, ou le malade tombe dans le coma, et succombe dans un état d'insensibilité dont rien ne peut le tirer.

La fièvre convulsive est celle qui s'accompagne de convulsions diverses ; de raideur générale ou seulement de quelques parties du corps, ou de mouvements convulsifs comme dans l'épilepsie ; elle est fréquente chez les jeunes enfants, et n'offre de danger qu'autant que l'état général du malade serait grave en lui-même.

On reconnaît encore une autre variété de fièvres pernicieuses nommées : cardialgique syncopale, gastralgique, dysentérique et cholérique.

La fièvre pernicieuse cardialgique est caractérisée par une douleur déchirante et atroce, ayant son siège dans la région de l'estomac et du cœur, avec anxiété, défaillance et décomposition de la face. Ces symptômes, qui débutent souvent dès le premier stade, peuvent amener la mort au premier accès.

La fièvre syncopale est caractérisée par des évanouissements avec suspension subite des mouvements du cœur, de la respiration et du mouvement (syncopes) qui ont lieu tout à coup, ou sont produites par la cause la plus minime ;

la mort est presque certaine dans le deuxième accès.

La fièvre gastralgique offre pour caractères une douleur vive et déchirante au creux de l'estomac, avec envies de vomir, grande soif et anxiété. Cette fièvre, quoique très douloureuse, amène rarement la mort.

La fièvre dysentérique et la fièvre cholérique offrent toutes les deux de douleurs vives dans le ventre; des selles abondantes et fréquentes, semblables à celle qu'on observe dans le choléra non épidémique, ou dans les dysenteries graves; enfin l'une et l'autre de ces fièvres présentent quelques symptômes du choléra et de la dysenterie. La forme dysentéritique est moins grave que la cholérique.

TRAITEMENT

Le traitement varie selon la forme de la fièvre, et, par conséquent, selon la diversité des symptômes; mais il faut faire tout d'abord une remarque essentielle, c'est qu'il faut, autant que possible, *combattre d'abord le symptôme prédominant qui constitue souvent à lui seul tout le danger;* ensuite traiter l'accès comme une fièvre simple au moyen des antipériodiques.

Dans la fièvre algide dont le symptôme prédominant est un froid des plus intenses, on donnera l'*esprit de Camphre* de Hahnemann, ou *Veratrum alb.,* ou *Arsenicum alb.*

On commencera ainsi :

Esprit de Camphre 12 gouttes dans quatre ou cinq cuillerées d'eau, une cuilérée de dix en dix ou de cinq en cinq minutes, jusqu'à la disparition du froid.

Si au bout de trente minutes la chaleur ne commence pas à revenir, on cessera *esprit de Camphre* pour, après dix minutes, si le malade ne se plaint pas de brûlement dans la poitrine, donner *Veratrum alb.* 6mo, 8 grains dans quatre cuillérées d'eau, une demi-cuillérée toutes les dix minutes.

Si le malade se plaignait d'une sensation de brûlure dans la poitrine, au lieu de donner *Veratrum*, on lui donnerait *Arsenicum alb.* de la même manière.

Dès que le symptôme pernicieux dominant, qui est le froid, aura disparu, on traitera le reste de l'accès, s'il se présente, comme celui d'une fièvre intermittente simple.

Dans la fièvre diaphorétique, dont le symptôme prédominant est une sueur excessive, on donnera, en les alternant, les deux remèdes suivants :

Arsenicum alb. 12me et *Sambucus nigra* 12me, une demi-cuillérée à bouche tous les quarts d'heure, une fois de l'un une fois de l'autre.

L'accès ayant été détruit, on donnera ensuite *China* 12me, une cuillérée matin et soir pendant trois ou quatre jours.

Dans la fièvre comateuse, on donnera *Belladona* 12me et *Opium* 12me alternés comme il est dit pour la fièvre diaphorétique.

Dans le cas où il y aurait insuccès, on cesserait ces deux médicaments, pour donner *Lachesis* 12me, une cuillérée à bouche d'heure en heure.

Dans la fièvre pernicieuse délirante on donnera *Bryonia alb.* 12me et *Belladona* 12mo alternés, une demi-cuillérée d'heure en heure si le délire consistait en chants, avec improvisations, récits fantastiques, etc., au lieu de donner les deux médicaments précédents, on donnerait d'abord *Agaricus muscarius* 12mo, une cuillérée d'heure en heure, quand l'accès aura changé de forme, ou même, si on n'obtenait pas de résultat, on donnerait *Belladona* et *Bryonia* comme il est dit plus haut.

Dans les autres fièvres intermittentes pernicieuses, on détruira d'abord le symptôme pernicieux, et alors la fièvre étant devenue une fièvre simple, sera traitée comme telle. Le traitement de ce symptôme prédominant sera indiqué aux articles : convulsions, cardialgie, syncope, dysenterie, choléra et gastralgie.

Croup.

Cette maladie porte un grand nombre de noms, plus ou moins scientifiques, que nous nous dispensons de donner ici ; celui de croup est connu de tout le monde.

Le croup est une inflammation spécifique de la membrane muqueuse qui tapisse la cavité du larynx, ou mieux, une maladie spéciale et générale, avec localisation sur le larynx, se distinguant de toutes les autres maladies de la muqueuse respiratoire par une

tes, tandis que ceux qui ont le croup restent
sans voix après comme avant.

Après le paroxysme, le malade s'endort et
retrouve du calme pour quelques instants.

Les accès ci-dessus décrits se rapprochent de
plus en plus et s'aggravent ; l'asphyxie pour-
suit sa marche, et les malades meurent suffo-
qués brusquement, ou s'éteignent doucement,
comme ceux asphyxiés par la vapeur du char-
bon.

Le croup pourrait encore être confondu avec
la laryngite striduleuse ou faux croup ; il importe de pouvoir les distinguer.

On les distinguera facilement aux marques
suivantes :

1° Le faux croup est seulement sporadique,
c'est-à-dire qu'il n'attaque qu'un individu
isolé, ou quelques individus isolément : tandis
que le vrai croup est rarement sporadique,
mais presque toujours épidémique.

2° Dans le faux croup, la toux quand elle
existe, est sèche, éclatante, sonore et sans aucune expectoration ; dans le vrai croup, la
toux est sourde, rauque et plus ou moins
étouffée, quelquefois des débris de membranes
ou des concrétions cylindriques sont expulsées
par la toux ou le vomissement.

3° Dans le faux croup la douleur du larynx
manque ou est très légère, elle est remplacée
par un serrement de la poitrine ; dans le vrai
la douleur du larynx et de l'arrière-gorge est
assez vive.

4° Dans le faux la voix est rauque, creuse
ou enrouée, mais elle est distincte, et il y a
peu ou pas de fièvre ; dans le vrai croup la
voix a un timbre métallique spécial, elle est

sifflante et le plus souvent il y a aphonie, et la fièvre existe toujours et même assez vive dans la plupart des cas.

5° Enfin dans le faux, les accès alternent avec des intermittences pendant lesquelles les malades présentent l'aspect d'une santé parfaite, et toute la maladie est de nature convulsive et demande un traitement anti-spasmodique. Dans le croup vrai, au contraire, les accidents continuent sans interruption, la maladie est de nature inflammatoire et réclame un traitement tout différent.

TRAITEMENT.

Quand, avant d'arriver à la période d'état, le croup s'annonce par des frissons bientôt suivis de chaleur et de fièvre, douleurs de tête, fatigue dans les membres, rougeur, gonflement des yeux, douleur dans l'arrière-gorge, sécheresse en avalant, rougeur et gonflement des amygdales, de la luette et du voile du palais, état fébrile marqué surtout par la chaleur de la peau, la sécheresse de la peau, la dureté et la fréquence du pouls; alors on donnera *Aconit napel* 6me ou 12me selon l'âge de l'enfant, 6 ou 8 grains dans quatre cuillérées à bouche d'eau, une demi-cuillérée d'heure en heure.

Donné dans ces conditions, l'*Aconit* anéantit la maladie ordinairement. Il est vrai que l'on ne saura pas si c'est le croup qui arrivait; mais nous pensons que la mère se contentera de la guérison de son enfant sans réclamer la manifestation du vrai croup.

Si on n'a pu donner *Aconit*, si on l'a donné trop tard, ou même, si l'ayant donné à temps, il n'a pas suffi pour détruire la maladie, on aura alors à traiter le croup. Dès qu'on aura reconnu que l'on est en face du croup vrai, on donnera les deux remèdes suivants :

Ipeca 12ᵐᵒ, 6 à 8 grains pour 4 cuillérées d'eau.

Bryonia 12ᵐᵒ, 6 à 8 grains pour 4 cuillérées d'eau.

De deux en deux heures on donnera une demi-cuillérée de ces remèdes en les alternant, c'est-à-dire en donnant une fois de l'un, une fois de l'autre. Si les accès étaient complètement déclarés et bien caractérisés, on donnerait alors une demi-cuillérée de ces médicaments tous les quarts d'heure, et même toutes les dix minutes, si les accès étaient très violents, toujours en les alternant.

Dès que les accès seront passés, on les donnera graduellement à des intervalles de plus en plus éloignés, pour revenir à en donner de deux en deux heures.

Dans le cas où le malade ne pourrait avaler, même les liquides, on lui mettrait sur la langue un ou deux grains du remède, tous les quarts d'heure, ou toutes les dix minutes en alternant, pour ensuite éloigner graduellement les doses.

Si, ce qui n'arrive presque jamais, *Ipeca* et *Bryonia* demeuraient impuissants, il nous resterait encore à consulter *Spongia tosta* et *Hepar Sulfuris*.

Spongia tosta convient quand la toux est sèche, très sèche, enrouée, criarde et retentissante ; on ne peut l'oublier quand on l'a entendue une fois ; on dirait une scie qui traverse péniblement du bois très dur ; d'autrefois elle ressemble presque au chant du coq.

Hepar sulf. convient, au contraire, quand les bruits sont humides : la toux est accompagnée d'un ronflement dans la poitrine, qui fait que l'enfant s'épuise à faire des efforts impuissants pour détacher des crachats qui lui semblent être la cause de la gêne de la respiration. La respiration est accélérée, sifflante et entremêlée de soupirs. La difficulté de respirer devient si grande que l'enfant s'arrache les vêtements de la poitrine et saisit son cou comme pour éloigner l'objet qui le suffoque.

La toux d'*Hepar sulf.*, est pire le matin, tandis que celle de *Spongia* est pire le soir.

Laryngite.

Pour procéder d'une manière logique, nous aurions dû traiter la laryngite avant le croup ; mais le croup est infiniment plus grave ; il s'en était produit quelques cas, et nous avons cru devoir traiter d'abord la forme de laryngite la plus grave.

On appelle laryngite l'inflammation de la muqueuse du larynx, on la divise en simple, striduleuse, pseudo-membraneuse, aiguë et chronique.

La laryngite pseudo-membraneuse n'est autre chose que le croup que nous avons déjà traité.

LARYNGITE AIGUE SIMPLE

La laryngite simple a le plus souvent pour cause l'action du froid et de l'humidité ; elle est encore produite par l'usage immodéré du chant, des discours, déclamations ; les avocats, les prêtres, les professeurs, les crieurs publics, y sont plus exposés que les autres.

Symptômes.

La voix est altérée ; elle est rauque, criarde, sourde ou inégale dans son timbre ; quelquefois il y a aphonie (extinction).

Le malade éprouve un sentiment de brûlement dans le larynx, ainsi qu'un picotement qui provoque la toux. Si le malade presse la pomme d'Adam, il éprouve un sentiment de douleur et un besoin de tousser instantané ; l'action d'avaler est également douloureuse.

Le plus ordinairement il n'y a pas de fièvre ; la toux est peu fréquente, la respiration quoique un peu accélérée, reste facile ; le symptôme qui caractérise l'affection est l'altération constante de la voix.

Ce sont là les symptômes de la laryngite aiguë légère.

La laryngite aiguë grave présente une autre série de symptômes.

Au début, il y a fièvre continue, agitation, anxiété, mal de tête, douleurs dans le larynx avec des sensations désagréables et pénibles de chatouillement, de picotement, de brûlement, d'un corps étranger avec lequel on toucherait en chatouillant le fond de la gorge ou qui semble résider dans le larynx, dans cette forme la voix est encore plus altérée que dans la forme simple.

Toux ordinairement sèche, continuelle ou violente, par quintes, provoquée et excitée par la sensation d'un corps étranger dans le larynx, par la respiration, par l'action d'avaler, presque toujours par l'action de parler. Expectoration insignifiante, respiration pénible, accélérée, dyspnée, respiration sifflante, rude, bruyante.

TRAITEMENT

Au début, ordinairement il y a fièvre inflammatoire, surtout quand la laryngite est grave, avec douleur dans le larynx; voix rauque enrouée, toux brève, sèche, retentissante. La peau est chaude et sèche; la face est rouge et chaude, le pouls est dur, avec soif; grande agitation, impatience, la lumière et le bruit sont insupportables. Cet ensemble de symptômes réclame *Aconit napel* 6me pour les adultes et 12me pour les enfants, une cuillérée de trois en trois heures, pendant vingt-quatre heures.

Après ces vingt-quatre heures, s'il ne s'est produit aucune amélioration, ou si, malgré l'amélioration, la maladie n'est pas complètement guérie, on cessera de donner *Aconit*, et on le remplacera par : *Belladona* 12me et *Mercurius solubilis* 12me alternés; c'est-à-dire, que l'on donnera une fois de l'un et une fois de l'autre, de trois en trois heures,

une cuillérée pour les adultes et une demi-
cuillérée pour les enfants.

Ce traitement guérit presque toujours la
laryngite aiguë légère ou grave.

Dans le cas où il ne suffirait pas, on aurait
ensuite recours à *Hepar sulf.* 12me donné
comme les précédents.

Enfin, si contre toute attente, il demeurait
sans effet, on donnerait *Brômium* 30me de la
même manière.

Le même traitement s'applique à l'épiglot-
tite, (inflammation de l'épiglotte).

LARYNGITE STRIDULEUSE (FAUX CROUP)

Cette variété de laryngite est dite striduleuse, en raison du bruit que la gêne de la
respiration produit dans la trachée-artère,
bruit à peu près semblable à un chant de cigale doucement modulé, ou à celui qu'on produit en soufflant doucement sur la tranche
d'une feuille de papier tendue par ses deux
extrémités.

Symptômes.

Cette laryngite débute le plus souvent d'une
façon très brusque, et plus ordinairement pendant la nuit. Le malade est saisi tout à coup
d'une toux sèche, sifflante et pour ainsi dire
aboyante; la respiration est précipitée, pénible, et fait entendre un sifflement qui ressemble au chant de cigale adouci.

La voix est enrouée, la face est rougeâtre,
les lèvres bleuissent; les traits du malade

expriment la terreur ou l'anxiété; et quand un
léger relâchement des accès le lui permet, il
pousse quelques cris ou des gémissements.

La durée des accidents dépasse rarement
une heure; alors tout se calme, et le cortège
des symptômes effrayants disparaît complètement; il ne reste plus qu'un peu de fièvre,
avec de la douleur au larynx; puis la toux devient humide, le malade crache et tout se termine par un rhume ordinaire, qui dure huit à
quinze jours.

Il peut se présenter plusieurs accès dans les
vingt-quatre heures; mais généralement ils
sont de moins en moins violents. Cette maladie n'attaque ordinairement que les enfants
de deux à sept ans.

On distinguera facilement la laryngite striduleuse de la laryngite aiguë ordinaire, en ce
que dans la première, les accidents surviennent tout à coup, au milieu même d'une parfaite santé, que la fièvre, la toux et la douleur
du larynx sont très légères; tandis que la laryngite aiguë simple survient peu à peu et que
les accès de suffocation n'arrivent qu'après une
certaine durée de la maladie. De plus, l'altération de la voix, la douleur éprouvée au larynx et la fièvre sont beaucoup plus intenses
que dans la laryngite striduleuse ou faux
croup. Pour distinguer la laryngite striduleuse
du croup, on n'aura qu'à consulter l'article du
vrai croup où nous avons donné les symptômes différentiels de ces deux maladies.

TRAITEMENT

Deux médicaments suffisent ordinairement pour la guérison de cette maladie.

Ces deux remèdes sont : *Coralia rubra* 30mo dilution, 8 grains pour un demi-verre d'eau, et *Opium* 3mo dilution, dissous de même à la même dose.

On alterne ces deux remèdes en donnant une fois de l'un et une fois de l'autre, à la dose d'une cuillérée à café de dix en dix minutes pendant les accès, puis quand l'accès est passé on les donne de deux en deux heures seulement,

Si les accès ne reviennent pas, on donnera ensuite *Opium* seul, une demi-cuillérée à bouche matin et soir seulement pour terminer la cure.

Si l'enfant ne pouvait avaler les potions, on mettrait un ou deux grains à sec sur la langue, dans ces cas la salive remplace le liquide et le remède produit également son action.

Coryza ou rhume de cerveau.

La suite et l'ordre demanderait maintenant la Laryngite chronique ; mais il n'entre pas dans notre plan de traiter les maladies chroniques, qui sont plus difficiles, et pour la guérison desquelles il faut avoir recours aux hommes de l'art.

Le coryza est l'inflammation de la membrane muqueuse qui tapisse l'intérieur du nez.

Il y a le coryza simple, le seul dont nous parlerons ici, et le coryza ulcéreux qu i est toujours chronique.

Tout le monde sait distinguer le rhume de cerveau, nous n'avons rien à dire sur le diagnostic.

TRAITEMENT

Au début du coryza, quand il y a enchifrènement, yeux rouges, mal de tête, peau chaude, on donnera *Aconit napel* 3me ou 12me selon l'âge, 7 à 8 grains dans six cuillérées d'eau, une cuillérée de deux en deux heures.

Aconit est le remède du début, souvent il suffit pour vaincre à lui seul tout le processus inflammatoire ; mais souvent aussi il ne suffit pas, surtout quand le rhume est entretenu par un défaut du tempéramment (une diathèse).

Aux petits enfants dont le nez est complètement bouché, on donnera *Nux vomica* 12me alterné avec *Sambucus nigra*. Si en même temps il y avait diarrhée ou coliques, surtout quand l'enfant n'est soulagé que quand on le porte au bras; alors on lui donnerait *Chamomilla vulg.*

Au commencement le coryza peut être arrêté par Esprit de camphre homéopathique que l'on respire de temps en temps.

Chez les tempéraments scrofuleux, *Iodium* arrête le coryza. Quand le coryza est établi, que l'écoulement est âcre et comme de l'eau, irritant la lèvre supérieure, corrodant et excoriant le bord des narines, alors c'est *Arsenic. alb.* qu'il faudra prendre. Dans ces conditions, surtout s'il y avait diarrhée avec un peu d'étouffement, ce serait *Ipeca* qui conviendrait. C'est aussi à peu près dans les mêmes conditions que convient *Mercurius sol.*, surtout s'il y a éternuements fréquents avec écoulement abondant, soif, chaleur ou frisson, douleur dans les membres, souffrances augmentées par le froid et la chaleur.

S'il y avait grand mal de tête avec face très rouge et très chaude, ou encore suppression de l'écoulement, on donnerait *Belladona.*

Quand le rhume de cerveau est soulagé par le froid et qu'il est amélioré en sortant dehors, c'est *Pulsatilla* qui conviendra, surtout pour les femmes.

Les sujets goutteux et dartreux s'adresseront surtout à *Nux vom., Arsenic alb., Calcarea* et *Sulfur.* Les sujets lymphatiques ou scrofuleux dont les indispositions ont tendance à devenir chroniques, auront recours à *Sulfur, Calcarea* et *Silica.*

Les rhumatisants à *Pulsatilla, Rhus* et *Bryonia alba.*

Bronchite ou Rhume.

La bronchite est l'inflammation de la membrane muqueuse des bronches.

Il y a la bronchite aiguë, la bronchite chronique, la bronchite capillaire et la bronchite pseudo-membraneuse.

Nous ne parlerons que de ses deux formes aiguës : la bronchite aiguë ordinaire plus ou moins intense, et la bronchite capillaire.

Bronchite aiguë ordinaire.

Au début, quand la bronchite est un peu grave, il y a malaise, frissons, manque d'appétit, mal de tête, douleurs contusives dans les membres, rhume de cerveau, gêne et pression dans la poitrine, avec douleur au sternum (région qui se trouve entre les deux seins) ; il y a toux provoquée par l'impression du froid, par la parole, par le mouvement, etc., et arrivant par quintes, surtout le soir et la nuit ; pendant ces accès, la face devient rouge et les yeux larmoyants. Il arrive souvent que les quintes de toux amènent des vomissements bilieux, glaireux, ou même des aliments ; puis au bout de quelques jours survient une expectoration de crachats muqueux ou aqueux (comme de l'écume ou comme de l'eau), d'une saveur salée et souvent mêlés avec un peu de sang ; la peau est chaude, un peu humide avec

pouls accéléré, langue blanchâtre, soif vive.
Quand la bronchite commence à décliner, les
crachats deviennent plus épais, blanchâtres et
même verdâtres.

TRAITEMENT

Au début, quand il y a fièvre, soif, frissons
ou chaleur, douleurs de tête, agitation, toux
sèche, on donnera : *Aconit napel*, 3me, 6me
ou 12me selon l'âge ou la force du sujet.

En règle générale, on donne une dilution
d'autant plus basse que le malade est plus fort
et la maladie plus intense ; ici par exemple la
3me sera pour les hommes, la 6me pour les
adultes et les femmes ordinairement robustes,
et la 12me pour les enfants et les femmes d'une
petite santé.

Il en est de même pour toutes les autres
maladies et pour tous les remèdes ; seulement
les remèdes tirés des métaux ou des minéraux
sont donnés ordinairement à une dilution plus
élevée que ceux qui sont tirés des plantes.

Quand la fièvre est tombée, ou si même elle
n'a pas existée ; surtout si la bronchite se tra-
duit par une toux sèche, spasmodique, revenant par quintes, ou par une petite toux in-
cessante et provoquée par un chatouillement
dans le larynx, sans vomissements ni troubles
des organes digestifs, et surtout sans fièvre,
alors on donnera :

Coffea cruda 6me que l'on pourra alterner
avec *Coralia rubra* 12me ou 30me dilution.

Si le sujet est d'un tempérament maladif ou lymphatique, ou s'il est atteint de diathèse scrofuleuse ou psorique, c'est-à-dire s'il a eu la gale, ou même s'il est né de parents ayant eu la gale avant sa naissance; alors on ouvrira le traitement par les deux remèdes suivants : *Sulfur* 12me et *Calcarea* 12me en commençant. Au bout de huit jours il les prendra à la 30me dilution; il faut alterner ces deux remèdes, (un jour de l'un un jour de l'autre), à la dose d'une cuillérée toutes les quatre heures.

Toutes les fois qu'un rhume a des tendances à devenir chronique, ou même s'il l'est déjà devenu, on aura recours à ces deux médicaments qui sont des modificateurs puissants de la constitution.

Si le sujet est brun, d'un tempérament irritable et colérique, et qu'en outre il soit sujet à la constipation, on donnera au début, après l'action d'*Aconit* s'il y avait fièvre : *Bryonia Alba* 12me, une cuillérée toutes les quatre heures.

Pour les sujets d'une constitution frêle, délicate, élancée, aux yeux bleus et aux cheveux blonds, et pour les femmes en général, on aura recours à *Phosphorus* 12me, et quant les crachats sont épais, à *Pulsatilla* 12me.

Quand une bronchite est devenue chronique ou qu'elle s'est transformée en catarrhe, on donnera d'abord *Sulfur* et *Calcarea carb.*, comme il est dit plus haut pendant huit jours, quatre cuillérées par jour; puis pendant autres huit jours on donnera *Silicea* 30me alterné avec *Allium Sativum* 12me, pour revenir à *Sulfur* et *Calcarea*, et ainsi de suite, en donnant une semaine des deux premiers et une semaine des deux derniers.

Bronchite capillaire.

C'est l'inflammation aiguë de la muqueuse qui tapisse les dernières ramifications bronchiques.

Cette forme de bronchite, extrêmement grave, s'observe surtout chez les enfants et les vieillards. Elle peut se montrer tout à coup avec les symptômes graves qui la caractérisent; ce mode est le plus rare chez l'adulte surtout où elle s'établit graduellement dans le cours d'une bronchite ordinaire à laquelle il n'est pas rare de la voir succéder en quelques jours et même en quelques heures.

Symptômes.

Oppression excessive avec inspiration pénible et sifflante; respiration très accélérée, surtout chez les enfants; toux fréquente, excitant une douleur considérable dans la poitrine, derrière le sternum (entre les deux seins); expectoration de mucosités filantes, écumantes ou jaunes et épaisses, dont le rejet ne soulage point; parole brève, saccadée; peau chaude, aride, avec pouls accéléré; d'autrefois la peau se couvre de sueur; la face exprime la douleur et l'anxiété; elle est pâle,

défaite et souvent marbrée de taches rouges;
les lèvres et surtout les joues sont presque
violettes. Les malades se tiennent continuellement assis sur leur lit, afin d'éviter une suffocation qui leur semble imminente. Si la
maladie augmente, on perçoit un bruit de gargouillement ou de râle dans la trachée artère ;
la face, les pieds et les mains prennent une
teinte violacée plus intense; la respiration
s'embarrasse de plus en plus; enfin, après un
affaissement considérable, le malade tombe
dans une somnolence continuelle, et succombe
lentement par asphyxie progressive. Quand au
contraire la respiration devient plus libre et
moins précipitée, quand la teinte violacée de
la peau diminue peu à peu avec l'anxiété et les
râles de la trachée, on peut espérer que l'issue
de la maladie sera heureuse.

Cette maladie très grave, est sujette à réci-
dive et dure de cinq à quinze jours.

TRAITEMENT

Au début surtout s'il y a fièvre, peau
chaude, sèche, brûlante; ou quand la bronchite s'est montrée tout de suite à l'état capillaire, on donnera : *Aconit napel,* 3mo, 6mo
ou 12mo, selon la force du sujet. Aux enfants
au-dessous de six ans on donne toujours la
12mo dilution.

Après que l'*Aconit* aura calmé la fièvre et
amené la moiteur de la peau, ce qui arrive au
bout de six ou huit heures au plus, il faudra
alors donner *Ipeca,* 6mo ou 12mo. *Ipeca* convient surtout quand il y a râle muqueux à

grosses bulles, toux convulsive qui ne parvient qu'avec les plus grands efforts à amener l'expectoration de quelques mucosités. Il y a aussi envies de vomir, ou même des vomissements, de la diarrhée avec face pâle et bleuâtre. Chez les enfants, toux avec accès de suffocation pendant lesquels l'enfant frappe des pieds et des mains et tout son corps est inondé de sueur.

Hepar sulf. sera donné dans le cas où *Ipeca* n'aurait pas suffi pour arrêter les progrès de la bronchite capillaire (ce qui est rare). Ce remède convient surtout aux sujets qui sont scrofuleux ou dont le tempérament se rapproche du scrofuleux : quand il y a eu des affections de la peau, des inflammations chroniques des yeux ou des paupières, des oreilles, suintement derrière les oreilles. Toux profonde, suffocante, humide, grasse, accompagnée d'un ronflement dans la poitrine causé par des mucosités qui emplissent les bronches.

Sambucus nigra sera donné surtout aux enfants quand avec la suffocation se manifestent des sueurs excessives.

Baryta carb. convient le plus souvent aux vieillards et aux enfants. Chez les vieillards, crachats abondants avec sensation d'un poids sur la poitrine avec alternative de chaleur et de frissons. Chez les enfants, constitution strumeuse, gonflement des glandes surtout des amygdales.

Tartarus emet. convient à peu près dans les mêmes conditions que l'*Ipeca :* dyspnée extrême, ronflement dans la poitrine, râle muqueux à grosses bulles avec expectoration difficile, soulagement immédiat par l'expulsion de quelques crachats.

Influenza ou Grippe:

Maladie générale essentiellement épidémique, caractérisée par un affaiblissement général et considérable, un mal de tête gravatif,
des douleurs contusives dans les membres, des
lassitudes spontanées, un mouvement fébrile
et les symptômes d'une inflammation plus ou
moins grande de la muqueuse, des fosses nasales, des bronches et parfois du tube digestif.

Elle a pour cause un état météorologique
spécial produisant par sa durée certaines maladies identiques en assez grand nombre pour
constituer une épidémie. Que cet. état réside
dans l'air ou dans le sol, ou dans les astres qui
influencent notre planète, c'est ce qu'il est
impossible de déterminer.

Symptômes.

Dès le début il y a malaise accablement et
courbature, souvent un affaiblissement excessif qui persiste assez longtemps. Cet affaiblissement est hors de toute proportion avec les
autres symptômes de la maladie ; on a vu des
malades qui n'avaient pas encore perdu l'ap-
parence de la santé ne pouvoir se soutenir sur
leurs pieds, les bras comme paralysés et les
mouvements des mains impossibles ou mal
assurés.

Douleurs contusives (comme si on avait reçu
des coups), dans les membres, derrière le cou,

dans le dos, les épaules, dans le côté de la
poitrine, dans les reins, dans la région du
foie. Ces douleurs sont indépendantes de toute
lésion matérielle à laquelle il soit possible de
les rattacher; elles augmentent par la pression, par le mouvement: souvent elles sont
erratiques comme des douleurs rhumatismales.
Mal de tête violent, atroce, général ou limité
au front avec vertiges.

Les douleurs de la tête sont souvent conti-
nues avec une égale intensité; d'autres fois
elles se calment pendant le jour et redoublent
pendant la nuit, saignements de nez fréquents
et abondants. Dans certaines épidémies on a
observé également des crachements de sang et
des métrorrhagies. Coryza intense avec écoulement séreux, abondant, perte de l'odorat,
du goût; yeux rouges, larmoyants, gonflés et
supportant avec peine l'impression de la lumière, mal de gorge, inflammation superficielle de la muqueuse qui tapisse l'arrière-
gorge en général et de la luette en particulier,
accompagnée d'un sentiment de constriction à la gorge; les glandes parotides peuvent
être gonflées et douloureuses. Voix rauque ou
aphonie, sans autre raison qu'une lésion de
l'innervation.

Chatouillements à la partie supérieure du
larynx, ardeur et chaleur derrière le sternum. Toux plus ou moins fréquente, quin-
teuse, toujours pénible, d'abord sèche et suivie plus tard de crachats muqueux plus
ou moins abondants. Dyspnée, oppression,
symptômes qui ne sont point en rapport avec
les données fournies par l'exploration physique de la poitrine. Quand la toux est sèche,

avec ou sans dyspnée, on n'entend jamais de
râles humides, quand la toux est accompagnée
d'une expectoration séreuse ou muqueuse plus
ou moins abondante, on entend les râles ordinaires de la bronchite ; ces râles disparaissent
momentanément, lorsque les bronches ont été
vidées par la toux.

Les troubles digestifs consistent en une soif
plus ou moins vive, inappétence, la bouche est
amère, la langue est humide, blanche ou
jaune, quelquefois collante et rouge à la
pointe. Vomissements, diarrhée ou constipation, la constipation coïncide constamment avec
un mal de tête intense et opiniâtre. La diarrhée ordinaire muqueuse, séreuse ou bilieuse
peut aussi prendre la forme dysentérique.

La grippe procède toujours d'une manière
continue et rapide, mais sa convalescence peut
être longue, même chez les sujets sains. Quand
la poitrine est menacée, la grippe est ordinairement l'occasion de l'évolution de la maladie.

La pneumonie qui est une complication si
fréquente de la grippe, a une physionomie
spéciale, la douleur du côté est peu intense,
les râles sont moins crépitants, à bulles généralement humides, mélangées de râles sonores,
muqueux ou sifflants. Ces bruits morbides se
généralisent plus facilement que dans la pneumonie ordinaire, mais ils restent moins longtemps à la même place.

Soit que les centres nerveux éprouvent des
troubles bien accusés, ou que le système nerveux soit ébranlé seulement à la périphérie,
la grippe peut devenir grave par le seul fait de
la prédominance de l'état nerveux. Dans cette
forme nerveuse, indépendamment des expres-

sions symptomatiques de l'élément catarrhal,
on constate un abattement extrême, une prostration complète des forces. La face est gonflée, il y a du vague dans les idées, une excitation extraordinaire se produit par moments,
le malade accuse des angoisses et des souffrances intérieures qui ne s'expliquent pas par les
lésions apparentes; l'insomnie est d'une opi-
niâtreté désespérante. (La *Belladona* convient dans ce cas.) La toux est convulsive
jusqu'à rappeler la coqueluche avec vomissements. (*Belladona, Hyosciamus.*) L'oppression peut arriver jusqu'au véritable étouffement sans qu'il y ait dans les organes de la
respiration des altérations suffisantes pour
rendre compte de cette oppression. (*Ars.
alb.*)

L'inflammation occupe la base du poumon,
très rarement les deux côtés. Les sommets ne
sont pas toujours épargnés. Les crachats sont
à peine aérés et visqueux, ils diffèrent peu de
ceux de la bronchite simple. Grande difficulté
de respirer sans proportion avec l'inflammation, souvent des accidents d'asphyxie, pouls
moyen, mou et sans résistance.

La fièvre de la grippe est variable, non seulement d'une épidémie à une autre, ou de
malade à malade pendant la même épidémie,
mais encore sur le même malade, le pouls est
quelquefois dur et plein, d'autrefois mou et
déprimé, d'une fréquence peu accélérée ou
très vive, à 100 par minute. Tout en étant
accélérées, les battements du pouls conservent
en général un caractère de mollesse; l'artère
se laisse facilement déprimer par le doigt qui
appuie sur elle, et le caractère du pouls qui

ne manque jamais dans la grippe révèle clairement sa nature non inflammatoire.

TRAITEMENT

Aconit, napel. Au début, l'invasion de la grippe s'est faite, état fébrile, pouls dur, plein et fréquent, peau sèche et chaude. Agitation, avec enrouement; expectoration difficile de mucosités épaisses et tenaces; douleurs d'érosion dans le larynx; maux de reins avec constipation ou diarrhée bilieuse; insomnie ou sommeil agité et non réparateur; caractère irascible avec emportement.

Ipeca. Quand aux symptômes ordinaires de la grippe s'ajoutent de violentes quintes de toux, avec vomissements de glaires, saignements du nez, diarrhée semblable à de la levure de bière en fermentation.

Pulsatilla. Ce remède convient surtout aux femmes et aux sujets d'un tempérament lymphatique, ou devenus nerveux par suite de maladies, mais qui étaient primitivement lymphatiques. Il convient à tous dans la grippe, quand, outre les symptômes ordinaires, le malade éprouve des douleurs rhumatismales dans les membres et la poitrine, surtout quand ces douleurs changent de place facilement.

Aconit et Bryonia seront donnés, en les alternant, quand il y aura un épanchement dans la plèvre ou dans l'un des poumons, c'est-à-dire, quand il y aura pleurésie ou pneumonie.

Ranunculus glacialis peut être donné

5

dans les mêmes conditions, surtout si les deux
précédents n'avaient pas suffi pour enrayer la
complication du côté des organes respiratoires.

Arnica montana convient quand il y a
pleurodynie (douleur rhumatismale des muscles intercostaux), douleurs dans les membres
ou même sur le tronc, mais semblables à des
douleurs causées par des coups; dans les cas
d'hémorrhagies copieuses par la bouche ou les
narines.

Chamomilla vulg. chez les enfants. Toux
sèche, fréquente jour et nuit, soif vive, vomissements amers, bilieux; diarrhée, surtout
la nuit; insomnie, grande agitation, irritabilité
nerveuse excessive, tressaillements, mouvements convulsifs.

Phosphorus. Quand, chez les sujets débi-
lités, exténués par une croissance rapide ou
par toute autre cause, la grippe menace de
faire éclore la phtisie pulmonaire. Saignements de nez très abondants, sensation comme
s'il y avait du coton dans la gorge, toux avec
point douloureux sur un œil; fièvre, soif, oppression et faiblesse.

Belladona. Quand la grippe revêt une
forme ataxique, c'est-à-dire s'il y a : agitation
continuelle, délire ou convulsions, rêves
effrayants d'incendie, de meurtre ou visions
imaginaires; quand la toux est spasmodique
ou convulsive (par quintes jusqu'à faire vomir), avec mal de tête atroce que la parole,
la lumière et le mouvement augmentent, qui
oblige le malade au repos absolu, photopho-
bie, visage coloré, insomnie persistante; sensation comme si le cerveau était en ébulli-
tion, yeux rouges, étincelants; peau brûlante,

mais avec tendances à la transpiration; enfin quand il y a menace de méningite.

Mercurius sol. Si avec la grippe il y a de violentes douleurs dans la tête, les oreilles, les mâchoires, douleurs névralgiques et non congestives (celles-ci relèvent de *Bella-dona*); s'il y a, en outre, douleurs dans les dents avec élancements et engorgement des glandes du cou; *coryza* sec, ou avec flux abondant d'une humeur aquèuse et corrosive, diarrhée, coliques, frissons, ou encore chaleur accompagnée de fortes sueurs.

Nux vomica. Quand il y a prédominance de symptômes gastriques, maux de cœur, nausées, ou vomissements bilieux; perte d'appétit avec langue chargée d'un enduit épais, blanchâtre ou jaunâtre; mal de tête comme si le cerveau était meurtri, vertiges, pesanteur de la tête avec les yeux brûlants; bouche pâteuse avec haleine fétide, douleur de rongement dans la poitrine avec élancements; toux creuse toux sèche, brève, ébranlante, par chatouillement à la gorge; mal de tête; mal de gorge avec grattement et picotement; respiration courte, pénible, anxieuse, avec gémissement. (Donner la dilution 3me, 6me ou 12me, ou même 30me pour les petits enfants.)

Arsenic. alb. Dans la forme maligne, et dans tous les cas quand il y a toux sèche profonde, qui s'aggrave le soir et reste plus forte toute la nuit, quand elle est provoquée par l'air libre ou en buvant. Coryza fluent, aqueux, âcre, très abondant, produisant brûlure et excoriation sur la peau et dans les fosses nasales, yeux enflammés, paupières gonflées. Symptôme caractéristique : grande faiblesse, affaissement et prostration suivie d'excitation nerveuse.

D'autres fois la prostration existe en même temps que l'irritation nerveuse, ce qui est toujours l'indication d'*Ars*. Frissons alternés avec chaleur, douleurs aiguës de meurtrissures mêlées de douleurs névralgiques dans tout le corps. Agitation, inquiétude, oppression, étouffement, impossibilité de rester au lit, le malade ne supporte pas la position horizontale. Soif, sensation de sècheresse et de brûlure dans la gorge, mucosités difficiles à détacher, plus mal après avoir mangé. Les nuits sont toujours plus mauvaises que le jour. *Ars.* est le principal remède de la Dengue, Influenza ou Grippe, comme de toutes les épidémies causées par un miasme quelconque.

Congestion pulmonaire.

Cette hypérémie du poumon consiste dans un afflux du sang plus ou moins subit dans les poumons ; il est accompagné d'oppression, d'une sensation de gêne et de chaleur dans la poitrine, d'accélération de la respiration et de fièvre ; lorsqu'il envahit la totalité des poumons, il peut être suivi de mort rapide et même subite. Cette forme est un véritable *coup de sang pulmonaire*. La gravité de cet accident ne peut surprendre : la dilatation paralytique de la totalité des réseaux pulmonaires a pour conséquence une stase à peu près complète, c'est-à-dire qu'il n'y a plus de circulation dans les poumons, par conséquent plus d'hématose, et alors l'asphyxie est inévitable. Quand la mort est subite, elle est plutôt imputable à la pause du cœur qui s'arrête impuissant derrière la masse du sang immobilisée. (*Jaccoud.*)

La congestion pulmonaire est *active* ou *passive*.

§ 1er. — *Congestion active.*

Son invasion est graduellement progressive, ou elle est subite, instantanée. Les malades éprouvent de la gêne et de la chaleur dans la poitrine, de la peine à respirer et une accélération de la respiration. La toux est en général peu fréquente, ordinairement sèche, souvent elle amène l'expectoration de crachats blancs, visqueux, parfois striés de sang. Le frisson, la fièvre et une douleur de côté peuvent s'ajouter aux symptômes précédents.

Si la congestion est restée bornée aux parties profondes, l'auscultation et la percussion ne révèlent rien d'anormal. Dans les cas, au contraire, où la congestion est superficielle, il y a obscurité du son à la percussion et le bruit vésiculaire est affaibli d'une manière très sensible dans les mêmes endroits.

La congestion pulmonaire peut être idiopathique, c'est-à-dire éclater comme maladie première et unique sous l'influence d'une grande chaleur ou d'un froid excessif, surtout par la transition brusque entre les deux températures extrêmes, l'exhalation de vapeurs, de poussières ou de gaz irritants, l'abus des boissons alcooliques, mais elle est aussi très

souvent le symptôme de tubercules pulmonaires, de maladies du cœur.

§ 2. — *Congestion passive.*

Son invasion est toujours lente et progressive. On dirait que la circulation capillaire
n'obéit plus que d'une manière incomplète à
la force vitale et que le sang est tout à fait
retombé sous la puissance physique de la pesanteur.

On observe presque toujours cette espèce
de congestion chez les malades qui restent
couchés sur le même côté et dont la constitution a été précédemment affaiblie par une affection grave, aiguë ou chronique.

Dans ce cas, les mouvements respiratoires
sont un peu accélérés, mais sans douleur, à
peu près sans toux, sans expectoration, et si
parfois il y a des crachats, ils sont séreux et
rougeâtres.

C'est surtout par les signes physiques que
se révèle l'affection : à l'auscultation, le bruit
respiratoire est affaibli ou même nul : à la
percussion, la matité peut être complète et
l'on peut entendre du souffle et de la voix
bronchiques.

TRAITEMENT DE LA CONGESTION ACTIVE

Aconit napel. Ce médicament est le plus
puissant modérateur des troubles de la circulation; aussi est-il le premier à consulter dans la
congestion active. Son efficacité sera toujours

d'autant plus grande qu'il y aura plus de sécheresse de la peau, de soif, de l'oppression
violente, avec respiration courte, accélérée,
palpitations de cœur, angoisses, crainte de la
mort. Si la congestion est due à un refroidissement par un temps sec, ou à un ébranlement
occasionné par une frayeur jointe à l'indignation; l'*Aconit* est encore plus indispensable.
Enfin il convient aussi quand il y a respiration
courte, pouls rapide et dur, toux brève et sèche, expectoration sanguinolente, sensation de
pesanteur à la poitrine et vertiges. Il convient
spécialement aux personnes pléthoriques d'un
tempérament sanguin et bilieux, aux yeux et
cheveux noirs, ou encore aux personnes nerveuses avec teint fortement coloré.

Belladona. Quand il y a en même temps
congestion au cerveau avec rougeur de la face,
les yeux brillants, élancements dans la tête,
et d'ailleurs du côté de la poitrine, toux brève,
sèche, spasmodique, respiration courte et accélérée, palpitations de cœur, spasme de la poitrine, chaleur intérieure et soif. *Belladona*
convient surtout aux personnes blondes, replètes, d'un tempérament doux et lymphatiques.

Phosphorus. La congestion pulmonaire
la plus grave est celle qui est liée à la tuberculose ou phtisie pulmonaire, et c'est
celle que *Phosphorus* est appelé à combattre
le plus efficacement. Oppression avec pesanteur, plénitude et tension dans la poitrine;
palpitations de cœur et sensation de chaleur
qui monte jusque dans la gorge. Toux sèche
dure, tourmentante, aggravée le soir jusqu'à
minuit. La toux est encore pire en parlant à
l'air froid. Pendant la toux douleur et brûlure

dans la tête et souffrances dans la poitrine.
Selles molles, sueurs nocturnes pendant le
sommeil.

Cantharis. Ardeur et douleur brûlantes
dans la poitrine; gêne de la respiration qui
est accélérée, précipitée, oppression, un peu
de sang dans les crachats. Élancements dans la
poitrine qui traversent d'un côté à l'autre, qui
se manifestent et s'aggravent dans l'inspiration. Palpitations de cœur, élancements au
cœur, toux provoquée par un chatouillement
dans le gosier, avec oppression et accélération
de la respiration.

Pulsatilla. Si la congestion pulmonaire
survient chez les femmes au moment du re-
tard des règles ou après une suppression acci-
dentelle; après un vieil écoulement hémorrhoïdal chez les sujets d'un caractère doux et
d'une beauté plastique.

Sulfur convient dans la congestion active ou passive, chez les sujets ayant eu la
gale, dartres, ou toute autre éruption; aux sujets lymphatiques, exposés aux engorgements
des glandes, à la mélancolie, d'une constitution maladive, qui contractent facilement des
rhumes de cerveau.

TRAITEMENT DE LA CONGESTION PASSIVE

Les principaux médicaments qui conviennent à cette forme de congestion sont : *China,
Calcarea carb., Lachesis, Phosphori
acid.,* et *Sulfur.*

1° *China* convient surtout aux individus
maigres, d'une constitution sèche et bilieuse,

aux personnes d'un tempérament leucophlegmatique, c'est-à-dire aux sujets d'un teint
jaune ou blanc mat, dont les chairs sont bouf-
fies et desquels on dit vulgairement qu'ils ont
de la mauvaise graisse, qui sont disposés aux
catarrhes, rhumes de cerveau et affections
hydropiques.

Dans les cas en général où il y a grande oppression avec gêne excessive de la respiration,
angoisse et accès d'étouffement, respiration
très pénible, courte et accélérée, qui n'est
possible étant couché que si la tête est très
élevée; pression à la poitrine avec élancements; chaleur vive, pouls fort, dur et battements de cœur très violents; ou bien grande
faiblesse avec tremblement des membres; marche difficile et mal assurée; sueur pendant le
mouvement et le sommeil; une petite toux
sèche.

Calcarea carb. convient surtout aux tempéraments scrofuleux ou lymphatiques; et en
général quand il y a accès d'étouffements avec
besoin de respirer profondément; oppression
de poitrine soulagée en portant fortement les
épaules en arrière; respiration sifflante avec
haleine courte, surtout en montant; sensation
comme si la poitrine ne pouvait plus se dila-
ter ou était devenue trop étroite; grande gêne
de la respiration avec élancements; douleur
d'écorchure et brûlement dans la poitrine,
battements de cœur; toux courte, sèche ou
violente, avec expectoration de crachats purulents ou teints de sang; face pâle ou très
chaude rouge et bouffie; besoin de desserrer
les vêtements, vertiges.

Lachesis convient surtout aux femmes à

l'époque de la ménopause, que le retour soit
la cause ou non de la congestion pulmonaire:
il est encore indispensable quand il y a menace
ou même déclaration de la gangrène du poumon, dans ce cas on pourra l'alterner avec
Arsenicum alb. Il convient encore en général quand il y a dyspnée et oppression de poitrine avec violents efforts pour respirer; respiration courte, fréquente, convulsive, comme
si l'air manquait, surtout après le repas, ou
en marchant et remuant; accès de suffocation
ou pression sur la poitrine comme par quelque
chose de lourd; accès d'asthme; battements
de cœur avec grande inquiétude; toux sèche,
fatigante ou avec crachement de sang; face
pâle, jaune, défaite, décolorée, avec rougeur
circonscrite des joues. Convient aux personnes
maigres, épuisées, au teint maladif et d'un
tempérament colérique ou mélancolique.

Phosphori acid. convient surtout aux
personnes épuisées par de fortes maladies aiguës ou par des pertes débilitantes du sang ou
d'humeur, ou par une croissance trop rapide;
et en général quand il y a haleine très courte,
le malade se pause à chaque mot; la conver-
sation le fatigue énormément; crampes dans
la poitrine, toux avec crachats ou vomissements purulents; grande faiblesse et amaigrissement.

Sulfur, voir ses symptômes à la congestion active.

Pneumonie.

Peripneumonie. — Pleuro-pneumonie. Fluxion de poitrine.

C'est l'inflammation du tissu pulmonaire. Cette affection est toujours grave, et l'on ne sait jamais à quel degré s'arrêtera la lésion, ni quelles complications pourront survenir; encore moins peut-on mesurer d'avance le degré de résistance que présentera le malade.

C'est un devoir d'intervenir le plus vite possible, et en homéopathie le précepte est d'autant plus pressant que l'on a sous la main des remèdes qui ont fait leur preuve. Voici la parole de J.-P. Tessier, de Paris : « A partir du moment où commence le traitement homéopathique de la pneumonie, tandis que la maladie marchait en s'aggravant jusqu'au moment du traitement, *tout alors converge rapidement vers la guérison;* l'amélioration commence au bout de quelques heures pour ne plus s'arrêter. (Recherches cliniques 1850, page 165.)

Symptômes.

L'invasion se signale ordinairement par un frisson violent qui résiste non seulement à tous les moyens les plus ingénieux de la médecine domestique mais encore à tous les sudorifiques de la vieille école. Après le frisson, ou même pendant le frisson, une douleur se fait sentir dans un des côtés de la poitrine, ordinairement aux environs du mamelon, douleur vive, poignante, profonde, qui augmente par les mouvements respiratoires, par la toux, par le mouvement et quelquefois par la simple pression.

Une forte chaleur s'établit, la face est animée, la respiration s'accélère en devenant plus difficile, le pouls est dur, plein, large, plus ou moins résistant, toujours fréquent. Toux sèche d'abord, plus ou moins fréquente et qui a pour caractère constant d'aggraver la douleur du côté, suivie bientôt de l'expectoration de crachats blancs au début, mais susceptibles de devenir, avec les progrès de la maladie, jaunes, verdâtres, visqueux, adhérents au vase, mêlés de sang qui leur donne une couleur de rouille ou de brique pilée; d'autres fois encore et dans des cas plus extrêmes, séreux, d'un rouge obscur analogue à celui de jus de pruneau.

Signes physiques.

Quand la pneumonie n'occupe pas exclusivement le centre des poumons ou quelques lobulles, la percussion donne un son obscur d'abord, ensuite matité; les parois du thorax ont perdu leur élasticité. À l'auscultation, râle crépitant à bulles très petites, nombreuses, égales et sèches pendant l'inspiration et surtout au moment de la toux ou en faisant faire au malade de grandes inspirations. Pendant que le râle crépitant se fait entendre dans la portion du poumon qui est le siège de l'engouement, première période de la pneumonie, on entend partout ailleurs, c'est-à-dire aux parties correspondantes et saines du poumon, ou le murmure respiratoire normal ou la respiration puérile.

Plus tard, quand l'hépatisation pulmonaire a fait place à l'engouement, l'auscultation révèle la respiration bronchique ou souffle tubaire et la résonnance de la voix qu'on nomme bronchophonie. Ce cortège de symptômes peut être modifié plus ou moins dans ses détails par le sexe, l'âge, les saisons, les tempéraments et les conditions dans lesquelles la maladie a pris naissance.

TRAITEMENT

Aconit napel. C'est toujours le premier médicament à donner; et au début, quand il est possible de le donner, au moment du frisson, ou quand la congestion pulmonaire va se faire, on peut se donner la satisfaction d'enrayer la maladie, c'est-à-dire de l'arrêter court dans son développement. Au début de la fièvre ce résultat peut encore être obtenu; mais il est si rare que l'on arrive assez tôt.

Dans la pneumonie et la pleuro-pneumonie, quand on aura manqué le premier début qui réclamait *Aconit* seul, on donnera alors *Aconit* alterné avec *Bryonia alba,* une cuillérée de trois en trois heures.

Dans le cas où la pneumonie existerait depuis trois ou quatre jours, ou même depuis deux jours, mais que le sujet serait déjà affaibli, surtout si la fièvre était encore intense, on donnerait *Aconit* alterné avec *Phosphorus* 12me ou 30me.

Etant donnée une pneumonie inflammatoire franche, chez un sujet d'un tempérament fort et sanguin, on pourra donner, dès le début, mais après le frisson seulement, *Aconit* 1re ou 3me, alterné avec *Phosphorus* 12me. Pour les femmes et en général pour les tempéraments moins forts, il est préférable de donner *Aconit* 6me alterné avec *Bryonia alba* 6me. Ces médicaments seront donnés pendant trois jours de la manière suivante : Le remède donné le premier jour à la 1re dynamisation, sera donné le second jour à la 3me, et le troisième jour à la 6me; de même, celui qui aura été donné à la 3me ou à la 6me, sera donné à la 6me ou à la 12me, pour être donné le troisième jour à la 12me ou 30me dynamisation.

Les remèdes seront alternés ainsi : Une cuillérée d'*Aconit* une heure avant et une cuillérée de *Phosphorus* ou de *Bryonia* deux heures après le repas, composé de bouillon de poulet, le lendemain de bouillon de veau, le troisième jour d'un petit bol de lait chaud un peu salé.

Les trois jours suivants on donnera *Bryonia* 6me, 12me et 18me, et *Tartarus emeticus* 12me, 24me et 30me alternés comme les précédents. On donnera aussi la même nourriture que les jours précédents.

Au bout de six jours, si le malade se ressent encore de quelques douleurs, on lui donnera *Sulfur* 30me. S'il restait de la difficulté de respirer, ou encore de l'irritation du côté de l'estomac avec nausées ou diarrhée, on donnerait *Ipeca* 12me ou 30me selon son tempérament.

Le septième jour on peut donner à manger

une cervelle, puis un riz de veau, un œuf à la coque, puis une côtelette.

Dans le cas où l'on serait en présence d'un sujet alcoolisé, ou qui seulement aurait pris du vin avec excès, il faudrait débuter par *Nux vomica* donné pendant douze ou quinze heures, une cuillérée de deux en deux heures.

Voilà tout le traitement de la pneumonie quand on la prend au début; mais souvent elle existe depuis plusieurs jours quand on est appelé, dans ce cas le traitement est plus difficile, alors il faudra distinguer :

1° Si la maladie a commencé depuis deux ou trois jours seulement on pourra encore donner *Aconit* alterné avec *Bryonia,* ou avec *Phosphorus* quand le sujet est fort par tempérament, quoiqu'il soit actuellement affaibli par la maladie; puis, quand la chaleur sèche aura fait place à la moiteur de la peau, on donnera *Bryonia* alterné avec *Tartarus emeticus.*

2° Si la maladie est plus avancée, si elle s'est déclarée depuis quatre ou cinq jours, et que la fièvre persiste avec une certaine ..ensité; pouls dur, plein, accéléré, toux avec crachats teints de sang, rouillés, surtout le matin, on donnera de suite *Phosphorus* seul pendant douze heures, une cuillérée de deux en deux heures.

Phosphorus convient encore et surtout dans la pneumonie typhoïde et dans la pneumonie tuberculeuse. Il n'y a pas une minute à perdre aussitôt qu'apparaissent isolément ou tout à la fois la carphologie, le délire, les évacuations involontaires, couleur livide de la face, résolution rapide des forces, langue sèche, sans soif; lèvres couvertes de fuliginosités, peau chaude, brûlante et sèche; pouls très fréquent, faible et dépressible; respiration courte et précipitée. Quand les crachats contiennent en abondance du sang liquide et décomposé; mais même dans ces cas si graves on peut compter sur *Phosphorus*. Il doit être donné à la 12ᵐᵉ ou à la 30ᵐᵉ selon le tempérament.

3° Dans le cas où la maladie est très avancée, l'homéopathie offre encore des ressources, qui, bien employées, pourront souvent éloigner la mort. Trois médicaments conviennent spécialement à cette période, ce sont : *Arsenicum alb., Carbo veget.* et *Lachesis.*

Arsenic. alb. convient quand il y a crachats fétides, verdâtres ou couleur de jus de pruneaux. Extrémités froides, grande faiblesse et agitation avec angoisses. On le fera suivre de *Carbo veget.*, mais ce dernier ne sera vraiment utile que quand la surexcitation qui réclame *Arsenicum* sera tombée pour faire place à l'affaissement.

Carbo veget. Période avancée de la maladie; expectoration peu copieuse, mais brune sanguinolente, couleur jus de pruneaux. Douleur constante de plaie dans la poitrine; couleur bleuâtre de la face et des lèvres, sentiment de froid dans les genoux, pieds froids. Grande prostration, peau fraîche, le pouls est mou, petit, interrompu; sueur froide, traits décomposés, face hâve avec mâchoire inférieure pendante; ventre gonflé par des gaz, selles liquides et involontaires.

Soit chez les adultes, soit chez les enfants, on a vu *Carbo veget.* rappeler à la vie des malades agonisants par suite de pneumonie négligée ou mal traitée.

Lachesis comme *Carbo veget.*, convient à la dernière heure ; pneumonie de préférence du côté gauche. Quand il y a menace de gangrène, ou même quand elle est déjà déclarée, on l'alternera avec *Arsenicum alb.* Il semble que le malade va suffoquer à chaque instant, l'approche même des couvertures le suffoque ; efforts inutiles pour cracher, prostration extrème, refroidissement des pieds, face livide, haleine et crachats fétides.

Pleurésie.

La Pleurésie est l'inflammation de la plèvre : elle peut être aiguë ou chronique.

Les gens du peuple confondent ordinairement la Pleurésie avec la Pneumonie sous le nom commun de Fluxion de poitrine.

Art. 1er. Pleurésie aiguë.

Les symptômes de la forme aiguë ressemblent beaucoup à ceux de la pneumonie, avec cette différence que le frisson est moins violent, ou même ne se produit pas toujours. Elle se distingue encore de la pneumonie en ce que les douleurs lancinantes et compressives (points de côté) sont bien plus marquées

6

ici ; de plus, dans la pleurésie, il n'y a pas de
crachats rouillés ou jaunes comme dans la
pneumonie ; le sang se montre bien dans les
crachats, surtout au début, mais il est rouge
et naturel ; enfin, on ne trouve pas la crépita-
tion fine et stridente qui s'observe dans la
fluxion lorsqu'on ausculte le malade.

Le premier symptôme est le plus constant,
c'est le *point de côté.*

C'est une douleur plus ou moins vive située
ordinairement sous le mamelon du côté affecté,
ou encore au niveau de la base de la poitrine,
ou en arrière vers le dos, rarement vers l'ais-
selle. Cette douleur est ordinairement vive,
piquante, déchirante, fixe ou très peu mobile ;
elle augmente par l'inspiration, par la toux et
par la pression du doigt aussi bien que par les
mouvements. La pleurésie est ordinairement
beaucoup moins dangereuse que la pneumonie.

TRAITEMENT

Aconit napel, Bryonia et *Sulfur* suffisent ordinairement pour la guérison de la
pleurésie aiguë.

Aconit napel est le remède du début,
donné au moment du frisson il peut enrayer
la maladie et l'arrêter complètement. Jamais
l'action curative de ce précieux remède ne se
montre ni plus prompte, ni plus souveraine.
C'est toujours par lui qu'il faut commencer le
traitement de la pleurésie aiguë, surtout lorsque les symptômes fébriles, la dyspnée et
l'anxiété sont d'une grande violence. L'*Aconit* sera continué dans tous les cas jusqu'à ce

qu'une douce moiteur de la peau aura remplacé la chaleur sèche du début.

Bryonia alba. Quand le frisson ou la chaleur sèche avec la première intensité de la fièvre ont fait place à la moiteur de la peau, c'est le moment de donner la *Bryone.* Le point de côté, les élancements violents, même continuels, la fièvre même à un certain degré sont du ressort de *Bryonia,* pourvu que la chaleur sèche avec la grande agitation aient subi l'action d'*Aconit.* La *Bryone* est ici d'une efficacité aussi sûre que rapide, non seulement elle détruit l'inflammation locale, mais encore elle opère la résorption de l'épanchement produit.

Dans le plus grand nombre de cas *Aconit* et *Bryone* suffisent pour guérir la pleurésie ; si cependant il restait un peu d'oppression et que la marche ou les mouvements modérés réveillassent encore la douleur dans le côté affecté, on donnerait : *Sulfur.* 30ᵐᵉ. une cuillerée matin et soir pendant deux jours.

Art. 2 — *Pleurésie chronique.*

La douleur et la fièvre manquent généralement ; on ne constate qu'une augmentation de volume dans la poitrine qui, à la percussion, donne un son mat ; il y a de l'oppression et de l'essoufflement que les moindres mouvements augmentent ; le malade a une petite toux sèche ; il ne peut se coucher que sur le dos, ou sur le côté affecté, le décubitus sur le côté sain étant impossible pour lui, à moins que ce ne soit que pour quelques minutes seulement.

La pleurésie chronique peut succéder à une pleurésie aiguë mal soignée, ou se montrer comme maladie primitive. Dans les deux cas on la constate presque toujours chez des sujets affectés de tubercules pulmonaires et de cachexies diverses. Dans tous ces cas il faut, pour guérir, remonter à l'affection antécédente qui est la cause de l'épanchement pleurétique.

TRAITEMENT

Il sera toujours plus long et plus difficile que celui de la forme aiguë.

Ici, comme pour toutes les maladies chroniques, il faut remonter à la cause ; c'est le seul moyen d'arriver à la guérison. La cause d'une maladie chronique est toujours une débilitation antécédente ou une diathèse. La diathèse en général est un état spécial du sang ou des humeurs d'un sujet qui le prédispose à certaines maladies. Il y a la diathèse scrofuleuse, dartreuse, arthritique, tuberculeuse, sycosique, syphilistique, etc.

Sulfur et Calcarea Carb. 12me et 30me conviennent particulièrement aux scrofuleux, et aux lymphatiques. On pourra les alterner, donner un jour de l'un, un jour de l'autre. *Lycopode* convient dans les mêmes conditions chez les sujets exempts de goutte et de rhumatisme, surtout quand l'expectoration est jaunâtre ; à chaque inspiration du patient, les ailes du nez se soulèvent largement à cause de la grande difficulté de respirer. Chaleur à la peau, soif ardente, constipation, ballonnement pénible du creux de l'estomac.

Cantharis et Arsenic. alb. Conviennent à tous les tempéraments quand il y a épanchement séreux dans la poitrine, hydrothorax, menaces du côté du cœur, enflure partielle de quelque région ou de quelque membre. *Arsenic.* convient spécialement aux sujets maladifs, maigres, pâles, souffreteux et très irritables. Le moral d'*Arsenic* a une grande importance et lui seul révèle souvent le choix du remède : méchanceté, mauvaise humeur, envie d'injurier ou de frapper.

Nitri acidum et Mercurius solubilis. Antécédents syphilistiques. Sueurs nocturnes abondantes qui ne soulagent pas. Diarrhée, symptômes bilieux.

Guaiac. Chez les goutteux et les rhumatisants. Oppression qui semble partir du creux de l'estomac, raideur de la nuque, douleur entre les épaules, frissons dans le dos, douleurs dans les articulations.

Digitalis purpurea. Maladie de cœur, anasarque, grande difficulté de respirer, urines rares et difficiles. L'action du cœur est faible et irrégulière.

Rhus tox. Diathèse dartreuse, dartre aux lèvres. Le malade ne peut rester tranquille au lit, il est obligé de remuer sans cesse.

Phosphorus. Complication tuberculeuse du côté des poumons. Prostration des forces, respiration presque impossible, pouls insensible ; par suite de l'épanchement énorme, toux sèche, dure, plus forte les soirs jusqu'à minuit, face pâle et ridée.

Phtisie pulmonaire.

(CONSOMPTION. — TUBERCULOSE).

C'est une maladie générale, d'origine constitutionnelle spéciale, caractérisée anatomiquement par la présence dans le tissu des poumons de produits anormaux, généralement désignés sous le nom de tubercules.

La Tuberculose, qu'on la nomme miliaire ou granuleuse, ulcéreuse ou non ulcéreuse, est toujours la manifestation, le produit d'une diathèse héréditaire ou acquise. Toute espèce de détérioration de l'individu ou de la famille peut aboutir à la tuberculose.

Après l'hérédité, qui est la grande voie, directe ou indirecte (par le tempérament), par laquelle la phtisie se propage et se perpétue, la scrofule, dans son expression la plus avancée, conduit très souvent à la tuberculose, mais elle n'en est pas la cause unique; la dartre, la goutte, la syphilis, la sycose, en sont souvent la première cause.

Comme dans la phtisie, il n'y a pas unité de cause, il n'y a pas non plus unité de produit morbide; mais le prototype de ces produits qui tient tous les autres comme sous sa dépendance, c'est le tubercule, produit accidentel, corps hétéromorphe, qui naît au sein des poumons. Molécule à son début, il s'y développe progressivement, arrive à sa maturité, puis se ramollit, tombe en déliquescence, est expulsé par l'expectoration et laisse les poumons plus ou moins déchirés et parsemés de cavernes et d'anfractuosités suppurantes.

Le tubercule est une production morbide; il est la lésion organique et non la maladie. Pour guérir il faudra donc s'adresser au producteur et non pas seulement au produit; toute médication qui ne serait dirigée que contre le tubercule serait nécessairement vaine.

Le traitement pour être efficace doit tirer ses indications de l'*ensemble* des symptômes et des signes révélés par l'état général; ce n'est pas un symptôme particulier qu'il faut avoir en vue, mais tous les symptômes; ce n'est jamais un seul côté de la situation qu'il faut embrasser, mais la situation tout entière. La phtisie ne se révèle pas à nous exclusivement par la poitrine.

Il est certain que le phtisique se présente à nous avec des traits généraux qui le caractérisent, à tous les degrés de la tuberculisation, souvent même avant que le tubercule ait pu être localement et matériellement constaté. Il est donc nécessaire de ne rien négliger de l'ensemble des symptômes. Le choix du remède curatif est à ce prix. La loi homéopathique est sûre dans ses effets, mais à la condition qu'elle soit convenablement appliquée, et son application est fautive toutes les fois qu'un médicament est donné à un malade sans une similitude parfaite avec tous les désordres physiques et moraux partiels ou généraux que présente l'individu.

En un mot, pour guérir, il faut opposer à une individualité morbide bien déterminée une individualité médicamenteuse parfaitement semblable.

Curabilité de la phtisie.

La phtisie peut être guérie à tous les degrés, même dans la période de suppuration. L'anatomie pathologique le prouve par des faits incontestables et l'expérience le confirme.

Oui, on peut tout espérer d'un traitement convenable suivi avec persévérance et dans des circonstances convenables, mais il faut ajouter aussitôt : que les chances de succès s'augmentent d'autant plus que l'on attaque la maladie plus près de son origine. On peut suspendre ou atténuer la fonte tuberculeuse, on peut favoriser ou hâter la cicatrisation des cavernes ; tout cela est vrai, mais il est un service à rendre aux phtisiques, un premier service qui prime tous les autres par son importance et par la facilité plus grande avec laquelle on l'obtient, c'est celui de combattre la diathèse qui préside à la formation des tubercules : diathèse dont les premiers développements remontent souvent à l'enfance, et qui bien comprise, peut être paralysée dans ses conséquences par un bon traitement.

La phtisie peut être aiguë à marche rapide, ou chronique à marche lente. Cette dernière forme est la plus commune.

Symptômes de la Phtisie aiguë.

La phtisie aiguë est caractérisée anatomiquement par des tubercules miliaires qui ne sont pas seulement disséminés dans toute l'étendue du poumon, mais que l'on rencontre encore sur

une foule d'organes comme les plèvres, le péri-
toine, la muqueuse intestinale; elle se distingue par une marche extrèmement rapide, ce
qui lui a fait donner le nom de phtisie galopante. Il n'est pas rare de lui voir enlever sa
victime dans quelques mois, même dans quelques semaines. Elle se rencontre le plus souvent chez les enfants et les jeunes gens —
Fièvre continue, élévation de la température
du corps avec relâche le matin; accès de fièvre
violents qui simulent une fièvre intermittente
à type tierce ou quotidien; violente difficulté
de respirer qui peut arriver subitement, sans
toux, sans point de côté; ou dyspnée progressive et moins violente, avec phénomène de catarrhe, de toux et d'expectoration. Il y a aussi
diarrhée, fièvre intense; malaise indéterminé,
perte d'appétit, dégoût, tristesse, découragement. Dans cette forme, la toux manque le
plus souvent pour ne se montrer qu'à la fin de
la maladie; point de crachement de sang; les
forces diminuent de plus en plus; la diarrhée
cependant n'est jamais très forte, mais elle est
accompagnée de météorisme (gonflement).

Symptômes de la Phtisie Chronique.
Symptômes présomptifs.

Nous entendons ici par symptômes présomptifs les tendances spéciales ou prédispo-
sitions du sujet. La phtisie chronique à marche lente a pour base anatomique l'ulcération
plus ou moins ancienne du poumon, mais les premiers phénomènes ne sont pas toujours localisés
dans le poumon. Voici les principaux signes pré-

curseurs présomptifs : taille élancée, cou allongé
et grêle, larynx très proéminent ; l'angle que
forme le sternum avec les côtes est plus aigu que
chez les autres. Toute la cage thoracique est
moins bombée et généralement plus étroite et
plus longue. Les muscles, et particulièrement
les cervico-thoraciques, sont peu développés et
les bords internes de l'omoplate f nt une saillie
considérable. Les cheveux et les cils présentent
une croissance remarquable ; les dents sont
souvent fort belles ; les yeux sont vifs, brillants
et animés ; la sclérotique est bleuâtre ; la peau
fine et rosée laise apercevoir par transparence
un réseau veineux azuré. L'activité des fonctions de la peau est diminuée d'une manière
sensible, des engorgements de plusieurs espèces
tendent à se former dans les glandes et les
viscères. Le visage qui change de couleur fréquemment, présente de temps en temps, surtout le matin, après la moindre fatigue, les
signes d'une langueur et d'un abattement extraordinaire.

Essoufflement facile, oppression, disposition
à s'enrhumer, petite toux, douleurs vagues
dans la poitrine, répugnance à se livrer aux
exercices du corps et de l'esprit Conformation
particulière des ongles et de la dernière phalange des doigts : la dernière phalange des
doigts est renflée à son extrémité ; l'ongle est
comme soulevé à sa racine ; il est plus ou
moins plat transversalement et se recourbe
fortement d'avant en arrière. Altération des
fonctions digestives, dégoût des aliments, diarrhée. Caractère mobile, facilement irritable.
On voit souvent la phtisie se développer après
la disparition de manifestations strumeuses,

scrofules, abcès froids, ce qui montre qu'il faut
toujours traiter très sérieusement les affections
de la peau, si inoffensives qu'elles paraissent à
leur origine.

Symptômes de la phtisie à l'état confirmé.

Difficulté de respirer avec accélération considérable et continue des mouvements respiratoires; oppression de temps en temps, surtout
en montant ou en agissant activement; constriction de la poitrine ou douleurs passagères ;
d'autrefois douleurs sur la poitrine et dans les
épaules. Toujours dans les débuts toux, légère
d'abord, très peu incommode, le matin à la
sortie du lit, ou durant le jour, spécialement
après un exercice capable de gêner la respiration, et aussi, toux le soir au moment de se
coucher. Un peu plus tard, voix enrouée, le
larynx est le siège d'un sentiment de gêne
plutôt que d'une véritable douleur; la toux
revient par quintes plus fatigantes. La sensation pénible, d'abord bornée au larynx, s'étend
successivement à la trachée-artère et aux
bronches Chaque quinte de toux détermine
une sorte de picotement désagréable, une chaleur incommode, quelquefois même une véritable douleur derrière le sternum ; il y a des
crachements de sang

Les crachats commencent par être écumeux et
transparents, semblables à de la salive, et puis
progressivement ils se montrent striés de lignes jaunes et de couleur jaune foncée, ronds,
gris, à fibres élastiques, muco-purulents, en

forme de pièces de monnaie, séparés les uns
des autres par une quantité plus ou moins
grande d'un mucus bronchique plus clair. Si
l'on recueille les crachats dans un vase assez
profond et rempli d'eau, on voit des masses
arrondies, opaques, irrégulièrement globuleu-
ses tomber lentement au fond.

Les signes physiques à constater sont : affaissement des fosses sus-claviculaires et sous-cla-
viculaires ; abaissement de la limite supérieure
du poumon ; diminution d'ampleur des mouvements respiratoires dans les parties supérieu-
res du thorax

Nous ne parlerons point de la percussion ni
de l'auscultation ; ces deux moyens d'investi-
gation demandent des études spéciales.

HYGIÈNE DES PHTISIQUES

Quelques mots seulement : Entretenir régu-
lièrement les fonctions de la peau ; se soustraire
autant que possible à l'action toujours malfai-
sante de l'humidité ; éviter l'immobilité du
corps dans l'appartement, fût-il le plus con-
fortable possible ; exercice gymnastique des
bras et des muscles de la poitrine. Promena-
des à pied en plein air, équitation de préférence à l'exercice passif de la voiture. Le
vélocipède peut être très utile pour les jeunes gens : sorties répétées, vitesse très mo-
dérée, pas de grosses fatigues, tenir le torse
droit et se servir préférablement du tricycle.
Alimentation substantielle subordonnée d'ailleurs aux règles générales de l'hygiène, mais
alimenter toujours en tenant compte des dé-

sirs et des répugnances des malades dans la détermination des aliments.

La diète exténue les phtisiques : ceux qui manquent d'appétit et mangent habituellement très peu meurent plus vite que ceux qu'on nourrit mieux et qui peuvent par là fournir aux dépenses de forces qu'exige l'élimination tuberculeuse dont la fièvre paraît être l'instrument.

Le cadre restreint que nous avons adopté ne nous permet pas de parler des stations hivernales et estivales, ni des pressions atmosphériques; reste seulement la question de la température, la voici en deux mots : Les poumons des phtisiques s'accommodent mal des froids trop vifs et des chaleurs excessives ; ce qui les impressionne le plus douloureusement, ce sont les transitions brusques de température. Mais à mon avis ce qui leur est le plus nuisible, c'est l'humidité, le manque d'air, de lumière et de mouvement, avec, pour les femmes, la manie de se serrer la taille dans des corsets d'acier ou de baleine, qui atrophient l'estomac, le foie, les feuillets des poumons, gênent énormément la circulation du sang dans ces organes si importants, ainsi que le développement et le jeu des muscles de cette région.

TRAITEMENT

Les médicaments les plus importants pour le traitement de cette maladie sont :

1° *China, Phosphorus, Sulfur, Calcarea Carb.*

2° *Ferrum, Arsenicum alb., Phos-*

phori-acidum, Carbo-vegetabilis, Sili-cea, Stannum.

3° *Hepar-sulfuris, Lycopodium, Tuya, Bovista-lycoperdon, Kali Carbonicum.*

China et *Phosphorus* sont, à mon avis, les deux médicaments principaux du traitement de la phtisie pulmonaire, quand elle a pour cause un affaiblissement de l'organisme produit par des pertes de sang, un allaitement prolongé, des fièvres intermittentes, une faiblesse même constitutionnelle; ou encore par des purgations répétées, une diarrhée prolongée.

Ces deux médicaments seront alternés de la manière suivante : Dissoudre 10 à 15 granules dans quatre cuillérées d'eau, en prendre une matin et soir pendant deux jours; puis deux jours d'intervalle, et on préparera l'autre médicament pour le prendre de la même manière, puis encore deux jours d'intervalle et ainsi de suite pendant 24 jours. On donnera de la même manière tous les médicaments qui devront être alternés dans tous les cas de phtisie chronique. Les 24 jours étant écoulés, laisser agir les médicaments pendant 10 jours et même 15 jours dans les cas à forme très lente; puis étudier l'état du malade pour voir s'il y a lieu de continuer les mêmes médicaments ou si l'état du malade en réclame d'autres.

Sulfur et Calcarea Carb., conviennent aux tempéraments lymphatiques ou scrofuleux; ils sont aussi importants que les deux précédents, car il arrive souvent que la scrofule manifeste ou latente est la première cause de la phtisie; ils seront alternés comme les deux précédents.

REMARQUE. — Quant on répète un médicament, soit seul, soit alterné avec un autre, il faut monter la dynamisation graduellement; cela est surtout de rigueur pour *Phosphorus* et *Sulfur* dans la phtisie, et en général pour tous les médicaments dans les maladies chroniques, mais principalement pour les médicaments tirés de substances autres que les végétaux.

Il faudra donc débuter par ces deux substances dans tous les cas de scrofule ou lymphatisme : sujets à chairs molles chargés de mauvaise graisse, ayant eu la gale, la teigne, ozène ou coryzas chroniques, laryngites chroniques; les emportements de l'appétit vénérien et leurs tristes conséquences; chez les femmes, menstruation irrégulière, mais trop hâtive et trop abondante.

Ferrum metal et Bovista Lycop conviennent particulièrement aux sujets anémiques, ou aux femmes chlorotiques; *China* convient aussi dans ces mêmes cas en général, mais *Bovista* sera préférable quand il y a chaleur brûlante au visage, forte chaleur générale dans l'après-midi. Les doigts présentent les uns après les autres de petites lésions qui approchent du panaris sans en avoir la gravité. En se mouchant, il sort quelquefois du nez quelques gouttes de sang. Sujets scrofuleux.

Ferrum metal que l'on devra ordinairement alterner avec *Bovista*, lui ressemble par son action sur le sang; seulement, la congestion à la poitrine est plus considérable, il y a crachements de sang. La quantité de sang expectorée est abondante. Sueurs nocturnes

qui exhalent une odeur très forte. Fièvre habituellement la nuit. sommeil troublé et agité.
Teint terreux avec coloration rouge circonscrite des pommettes ou de l'une d'elles seulement et alors du côté droit; par moment rougeur intense du visage, par bouffées de chaleur.

Saignements de nez abondants et répétés,
alternant avec des crachements de sang. Chez
les femmes les règles manquent tout à fait ou
sont peu abondantes et décolorées, précédées
de congestion à la tête. C'est encore la phtisie
galopante qui réclame *Ferrum*. Ce remède
peut-être donné aussi bien au début que dans
une période avancée.

Hepar sulfuris et Iodium conviennent
au sujets scrofuleux qui ont eu des glandes engorgées, sujets aux abcès. furoncles. *Hepar*
convient encore à ceux qui ont fait abus des
préparations mercurielles de la vieille école.
Ces médicaments peuvent aussi être alternés,
surtout quand on aura déjà donné pendant
quelque temps *Sulfur et Calcarea Carb...*

*Lycopodium est similaire de Sulfur
et de Calcarea Carb* dans les cas de scrofule légère; il peut-être alterné avec *China*
ou *Phosphorus*. Il convient chez les sujets à
teinte jaune, quand il y a eu des maladies du
foie. la gale, ou encore des taches jaunes sur la
peau; teint pale et jaunâtre. A chaque inspiration les narines font un mouvement d'éventail.
Soif considérable, congestion du '   flatulence. l'issue des vents soulage.   tion
opiniâtre, après avoir mangé ball   tu
ventre, dégoût de la viande. Trace   res
à la racine du nez ou au bout des ailes du nez;
chute des cheveux, éruptions suentantes ou

croûteuses. Froid au pieds, raideur des membres. Il convient surtout quand existait déjà un emphysème dans les poumons.

Mercurius Solubilis ressemble à *Lycopodium* et *China*. Il convient de l'alterner avec *China* quand il y a en même temps une maladie du foie ou que le malade a eu autrefois la jaunisse, dureté ou hyperthophie du foie. *De plus Mercurius sol*. Convient aux sujets qui ont eu la *Syphilis*, à ceux qui étaient sujets aux angines, aux maladies de la gorge, gorge comme écorchée et douloureuse. Selles dures, pénibles en petits morceaux, ou en diarrhée, écumeuses, visqueuses, verdâtres. Urine de couleur foncée et de très mauvaise odeur.

Rhumes de cerveau très fréquents; sueurs excessives qui ne soulagent pas. Teint pâle, jaune, maladif, bouffissure de la face, mauvaise odeur de l'haleine, salivation morbide.

Arsenicum Album et Carbo vegetabilis, conviennent aux sujets épuisés depuis longtemps, par n'importe quelle cause Dans le cas où il y aurait menace de gangrène dans l'un ou l'autre des poumons, il faudrait donner *Arsenicum abb*. alterné avec *Lachesis* et un peu plus tard donner *carbo veget*. Arsenic convient aux sujets épuisés et en même temps nerveux, de mauvaise humeur, envie de disputer, d'insulter, de frapper; le malade est très faible et cependant il est agité et ne peut rester tranquille; il boit souvent, mais peu à la fois, il a la diarrhée avec brûlure au creux de l'estomac ou à l'anus Enflure des pieds, des jambes, anasarque; découragement, tristesse, dégoût de la vie allant jusqu'au suicide; sus.

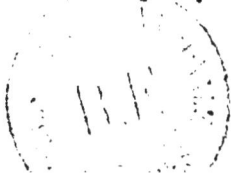

7

ceptibilité extrême; un rien le fâche, l'inquiète, le tourmente; méchanceté, mauvaise
humeur, envie d'injurier ou de tuer.

Carboveget. Il n'y a pas la même mauvaise humeur; mais le malade a toujours froid.
Grande prostration des forces, face décomposée
avec machoire inférieure pendante, amaigrissement général.

Coliques avec beaucoup de vents, dégoût de
la viande et des aliments salés, mauvaise digestion, anéantissement des forces.

Phosphori-acidum. Convient aux sujets
jeunes qui ont été épuisés par une croissance
trop rapide. Quand il y a diarrhée abondante,
fréquente et pâle, quelquefois involontaire;
quand la phtisie s'est déclarée à la suite d'une
fièvre typhoïde ou d'un catarrhe aigu. Violent
coryza avec rougeur des narines, cuisson et
grattement dans la gorge; toux continuelle
par un chatouillement dans la trachée avec
courbature et malaise. D'autres fois la toux est
excitée par un chatouillement dans la poitrine
et le larynx et elle détermine des vomissements d'aliments, des douleurs de tête.

Silicea. Doit être donné en général après
sulfur et *calcarea;* il complète l'action de
ce dernier remède. Il convient comme *sulfur*
et *calcarea* aux sujets scrofuleux ou lymphatiques, qui ont eu comme antécédents : Engorgement, inflammation, induration et ulcération
des glandes; inflammation, ramollissement,
carie des os; ulcères presque de tous genres.
Abcès du sein, inflammation chronique des
mamelons. Coryza chronique et disposition in-
vétérée à prendre des rhumes de cerveau.
Abcès dans la région lombaire, gonflement et

déviation de l'épine dorsale, sueur fétide des pieds. *Silicea* doit être donné toutes les fois que la maladie sera venue à la suite de la suppression de la sueur des pieds, et dans ce cas il faudra le donner avant tout autre. Ce médicament peut être donné au début de la maladie aussi bien que dans une période avancée. Dans la phtisie des carriers ou des meuniers et des tailleurs de pierres, produite par la poussière siliceuse, ce remède sera d'une importance capitale. Un symptôme décisif pour son appropriation, c'est l'insomnie nocturne.

Stannum. Diathèse vermineuse. Sujets à constitution chétive, corps grêle, taille élancée, maigre, long cou, épaules hautes, poitrine étroite et aplatie, cheveux blonds, yeux bleus. Teint d'un blanc mat, peau transparente, rougeur foncée des pommettes qui sont vergetées de lignes violacées ; visage boursouflé, lèvres bleuâtres ; yeux ternes et enfoncés ; aspect très misérable ; grand abattement, il a la plus grande peine à se mouvoir ; le moindre effort provoque des douleurs par tout le corps et amène des sueurs avec épuisement total. La sueur se manifeste surtout après minuit et le matin ; cette sueur exhale une odeur *sui generis* de paille pourrie. Sommeil très agité, troublé par des rêves effrayants. Après minuit, le malade a de la peine à se rendormir ; il se sent épuisé. Il est agité, son corps ruisselle de sueur, il tousse beaucoup et il est tourmenté par les idées les plus pénibles.

Du côté des facultés intellectuelles, le malade est très excité ; il sent et pense avec une vivacité et une clarté extraordinaires. Humeur inquiète, mêlée d'agitation, d'irritation et de

disposition à pleurer. Appréhension de l'ave
nir ; il désespère de sa guérison. Mal de tête
tous les matins ; froid et enflure des mains, des
pieds et des jambes ; toute émotion la plus légère provoque des battements de cœur.

Thuya occidentalis. Diathèse sycosique.
A une époque quelconque de sa vie le malade
a eu des verrues, des choux fleur, des végéta-
tions sycosiques. Ses crachats sont épais et
jaunâtres, verdâtres ; les doigts du malade
portent une marque particulière : la pulpe est
gonflée et déformée, l'ongle est soulevé et fortement arrondi et recourbé.

Kali carbonicum. Antécédents : anémie,
faiblesse, scorbut, bronchites chroniques. Eruptions suintantes, semblables à des brûlures ;
dyspepsie ancienne, œdème des pieds et même
des jambes, gerçures aux mains. On remarque
sur diverses parties du corps des plaques rouges ou jaunâtres qui occasionnent de la démangeaison et de la brûlure. Il ne peut s'empêcher de se gratter, et après le grattement
ces plaques suintent une humeur un peu rougeâtre. Eruptions suintantes au cuir chevelu
et derrière les oreilles. Gonflement des glandes
du cou ; gonflement et ulcération des lèvres.
Teint pâle, jaune ou terreux, affaissement des
traits, chaleur, rougeur et gonflement du nez
qui, souvent est couvert de petits boutons. Les
cheveux sont rudes, secs, et tombent en abondance.

Coqueluche.

—

Bronchite convulsive,

C'est une affection qui présente pour caractère principal une toux convulsive revenant par quintes, pendant lesquelles plusieurs mouvements d'expiration bruyante se succèdent avec rapidité, et sont suivis d'une inspiration lente, pénible et retentissante.

Dans les fortes quintes, la respiration est difficile, et la suffocation presque imminente; la face se congestionne et bleuit; les yeux sont saillants, larmoyants, et les efforts du malade amènent souvent des vomissements.

La nature contagieuse de la coqueluche ne peut être révoquée en doute; seulement sa physionomie varie d'une épidémie à une autre, et de plus, dans la même épidémie, elle n'est point la même chez tous les sujets. Cette variété rend le traitement plus difficile; mais on réussira toujours en choisissant bien le médicament propre au cas présent et particulier que l'on aura à traiter.

Aconit napel. Convient à la période d'invasion, quand il y a chaleur sèche, fièvre plus ou moins intense, toux sèche, sifflante. L'*Aconit* s'adresse uniquement à l'état inflammatoire; son action sera donc de courte durée, mais on pourra y revenir toutes les fois que la fièvre reviendra,

Drosera rotondif. Convient dans le plus

grand nombre des cas quand il n'y a pas de fièvre. La toux est brève, précipitée, par quintes violentes qui se répètent assez souvent avec menaces de suffocation. Douleur au bas des côtes en toussant, bruit perçant de l'inspiration après chaque quinte, vomissement d'aliments d'abord, et puis de mucosités filandreuses. Les accès de toux ne cessent que quand l'enfant a craché ou vomi un peu de mucosités. La toux s'augmente par la chaleur du lit; les accès les plus violents viennent après minuit. Pas d'appétit; constipation; tristesse.

Coralia rubra. Les quintes sont si violentes que les enfants en perdent la respiration et que leur visage en devient rouge et noir. Toux spasmodique, brève, saccadée. Grande suffocation avant l'accès et grand épuisement après. L'aggravation se produit le matin.

Chelidonium majus. Ce médicament convient surtout aux enfants jeunes qui n'ont pas de quintes très fortes ni trop spasmodiques. Les accès durent longtemps, se succèdent à.de courts intervalles et réveillent l'enfant quand il est profondément endormi.

Drosera, Coralia et *Chelidonium* sont les remèdes les plus importants dans les cas de coqueluche franche; ceux que nous allons décrire ne conviennent en général que dans des cas spéciaux, ou après l'action des précédents.

Il arrive souvent qu'après l'action de certains remèdes, surtout du *Coralia,* la coqueluche se transforme en un rhume ordinaire, sans cependant disparaître complètement; dans ce cas on donnera *Pulsatilla.*

Chacun des trois remèdes précédents sera donné pendant deux jours consécutifs, à la dose

d'une cuillérée matin et soir, et on le laissera
agir pendant cinq ou six jours, pour ensuite le
répéter, s'il a fait du bien, ou pour en donner un autre mieux approprié au cas, si aucune
amélioration ne s'était produite.

Ipeca. Convient quand la coqueluche est
dans sa période d'état chez les enfants sanguins ou blonds, d'humeur vive, ayant des
sueurs pendant les accès, ou pendant la nuit;
selles molles ou diarrhéiques.

Coffea cruda. Convient souvent aux enfants très nerveux, très irritables tourmentés
par l'agitation et l'insomnie, sans aucun trouble dans les fonctions de la digestion. *Causticum* et *Cocculus* conviennent aussi à peu
près dans les mêmes cas.

Capsicum. Convient surtout dans les cas
de coqueluche qui apparaissent au commence-
ment de l'automne, et surtout chez les petites
filles robustes, très brunes, aux cheveux noirs,
ayant des selles à l'état normal et sujettes à
des névralgies.

Belladona. Convient quand il y a rêvasse-
ries, spasmes, convulsions, surtout chez les
enfants lymphatiques et en même temps nerveux qui ont la tête volumineuse.

Arsenicum alb. Dans les cas de coqueluche
interminables, quand le sujet est maigre,
jaune, débile, épuisé; il y a refroidissement
de la surface du corps; chaque accès est suivi
immédiatement d'une selle diarrhéique.

Sulfur. La coqueluche menace de s'éterni-
ser par des rechutes fréquentes malgré les
soins que l'on prend. La cause de ces récidives réside dans une prédisposition particulière
déterminée par l'infection psorique, c'est-à-dire

que l'enfant, ou ses parent, ou au moins l'un de ses ascendants ont eu la gale. Un signe particulier de *Sulfur* est encore une inclination constante à tousser, mais la toux avorte le plus souvent, le patient n'arrivant pas à tousser hautement et librement.

Asthme.

C'est une affection ordinairement héréditaire, toujours constitutionnelle, caractérisée par la difficulté de respirer, avec convulsion des muscles respirateurs, revenant sous forme d'accès ordinaires, irréguliers et accompagnés d'accélération du pouls, comme dans les maladies nerveuses, mais non de fièvre.

Cette affection est plus commune chez l'homme que chez la femme, chez les vieillards que chez les jeunes gens. Ses causes principales sont : conformation vicieuse de la poitrine ; tempérament nerveux ; froid humide ; variations brusques de la température ; émotions vives, chagrins prolongés et concentrés ; abus des plaisirs, des liqueurs alcooliques ; dérangement ou suppression du flux menstruel ou hémorrhoïdal ; répercussion d'une supuration, de la goutte, d'un rhumatisme, etc. Presque toujours l'asthme est le produit d'une autre affection, particulièrement d'une affection organique du cœur, des poumons ou des voies digestives.

L'asthme peut exister avec intégrité parfaite des appareils respiratoires et circulatoires dans l'intervalle des accès, on le désigne alors sous le nom d'*asthme essentiel,* mais quand il est lié à une autre affection, il prend le nom d'*asthme symptomatique.*

Pour guérir l'asthme il faudra donc, comme pour toutes les maladies chroniques, rechercher la cause et ensuite y opposer le médicament capable de la détruire, ou au moins de la modifier assez pour l'empêcher de produire ses fruits pernicieux.

Les médicaments les plus importants sont : 1° *Arsenic. album, Ipeca, Sambucus nigr., Belladona, Tabacum, Camphora, Coffea cruda;* 2° *Sulfur, Calcarea carb., colchicum autumnale, Benzoës acidum, Digitalis, Lobelia influta, Lycopodium, Mercurius sol., Nitriacidum, Hepar sulfuris, Silicea;* 3° *Nux vom., Sepia, Opium, Spongia, Tartarus emeticus, Ignatia, Ferrum, Phosphorus, Moschus et Cuprum metal.*

La première série convient spécialement dans les cas d'asthme essentiel et pour calmer les accès; la seconde renferme les remèdes de fonds qui s'adressent surtout à la diathèse, la troisième renferme les médicaments de certains cas spéciaux.

Arsenicum alb. Dans tous les cas d'asthme aigu ou chronique, avec amas de sécrétions bronchiques et expectoration muqueuse abondante. La difficulté de respirer est augmentée par la chaleur de l'appartement. Les accès se renouvellent par le mauvais temps et à chaque changement de température. Le malade a soif, mais il boit peu à la fois. Emphysème pulmonaire, grande anxiété et agitation malgré la faiblesse. Infiltration des poumons, hydrothorax, infiltration des jambes et des pieds. Chez les vieillards affectés de catarrhe chronique. Antécédents dartreux. *Carbo veget.* convient à peu près dans les mêmes conditions, chez les vieillards d'une grande faiblesse avec traits du visage profondément altérés; ballonnement du ventre par beaucoup de gaz dont l'issue est impossible.

Ipeca. A tout âge, un des remèdes les plus précieux dans les accès : poitrine paraissant pleine de crachats se mouvant de bas en haut et de haut en bas; constriction de la poitrine; manque d'air; sensation d'une poussière qui empêche de respirer; battements de cœur; crainte de suffocation, avec face tantôt pâle; tantôt rouge et chaude; extrémités froides, râle, cris, agitation; inquiétude avec envies de vomir et même vomissements et sueur froide surtout à la figure.

Sambucus nigr. Convient à tous, mais surtout aux enfants. Sueur abondante par tout le corps; respiration rapide et sifflante; pression sur la poitrine comme par un fardeau, avec angoisse et péril de suffocation; réveil en sursaut avec manque de respiration ; face enflée et bleuâtre? râle muqueux; les mains sont gonflées et d'un rouge pourpre. Il ne peut parler autrement qu'en chuchotant.

Belladona. Convient surtout aux enfants et aux femmes sujettes aux spasmes. Accès dans l'après-midi ou le soir. Sujets pléthoriques, en opposition avec *arsenic* qui convient mieux aux anémiques et aux sujets maigres. Toux sèche, convulsive la nuit, peu de crachats; constriction douloureuse du larynx et de la gorge, avec danger de suffocation et quelquefois perte de connaissance. La difficulté de respirer est augmentée par le mouvement; agitation continuelle, avec tendance de congestion à la tête, rougeur de la face, évacuation involontaire des excréments et de l'urine.

Tabacum. Dans les accès asthmatiques peut rendre des services, quand il y a angoisse avec impossibilité de faire des inspirations profondes. On le donne alors tous les quarts d'heure à la deuxième ou troisième dilution, sous forme de fumée, chez les sujets qui n'ont pas l'habitude, il peut calmer les accès.

Camphora, est comme le précédent un remède à courte portée; mais il calme souvent les accès dans les cas très intenses, et c'est déjà un bienfait appréciable. Asthme sec et convulsif. Chez les catarrheux qui sont pris de temps en temps de crises durant plusieurs jours avec toux et abondante expectoration aqueuse et écumeuse. Spasmes de tous les muscles qui servent à la respiration. Dans les métastases goutteuses et rhumatismales sur les organes de la respiration.

Coffea cruda. Chez les personnes très sensibles : inspiration saccadée, avec agitation, malaise, chaleur. transpiration. Convient surtout après les émotions morales agréables ou trop vives, chez les femmes hystériques. Au moment de l'accès. chaleur, sueur, envie de pleurer, crainte de la mort.

Sulfur et calcarea carbonica conviennent aux cas chroniques, aux tempéraments scrofuleux ou très lymphatiques, aux scrofuleux dartreux, aux personnes sujettes à des coryzas, à des rhumes fréquents ; disposition à prendre des refroidissements. *Calcarea* convient tout spécialement aux lymphatiques trop chargés d'embonpoint, et *Sulfur* à ceux qui ont eu la gale à une époque quelconque de leur vie, ou dont les parents ou aïeux ont eu cette dartre. Ces deux remèdes peuvent être alternés ainsi : prendre un jour de l'un et trois jours après de l'autre, pour revenir au premier trois jours après, et ainsi de suite pendant vingt jours. Il en sera de même pour tous les remèdes de cette seconde série que nous décrivons au même alinéa.

Colchicum et Benzoës-acidum conviennent surtout aux rhumatisans ; nous regardons ces deux substances comme le meilleur antidote de la diathèse rhumatismale. Asthme cardiaque tenant à une dilatation du cœur lié à un rhumatisme aigu ou chronique ; dans les cas d'hypertrophie du cœur ; difficulté d'uriner et douleurs pendant l'émission. Les alterner comme les deux précédents.

Digitalis purpurea. Accès de bonne heure le matin, Respiration lente, presque impossible, avec toux brève, sèche, chatouillante. Pouls remarquable par sa lenteur. Intermittences à peu près régulières dans les battements du pouls. Pendant l'accès le visage est d'un rouge violacé. Sueur qui couvre la partie supérieure du corps. Disposition à la diarrhée, Urine en très petite quantité. Le malade a souvent des défaillances. Anasarque ou hydropisie. Le plus petit mouvement semble causer de l'irrégularité dans l'action du cœur, avec faiblesse et vertige. Insomnie la nuit avec grande inquiétude. Chaque fois que l'asthme dépend d'une maladie organique du cœur *Digitalis purpuera* est indiquée.

Lobelia inflata et Lypocodium. Emphysème des poumons. Dilatation des bronches. Asthme essentiel violent. Catarrhe des vieillards. Oppression continuelle ; respiration courte à chaque mouvement ; palpitations de cœur, surtout pendant la digestion. Crachats jaunâtres. Congestion du foie ; flatulence, l'expulsion des vents soulage. Ici l'asthme est ordinairement lié à une maladie du foie, ou au moins des organes de la digestion. Douleurs dans la nuque. Scrofule légère portée sur les muqueuses internes.

Mercurius solubilis et Nitri acidum, conviennent particulièrement aux sujets qui ont eu la syphilis. Etat cachectique, dartreux ou scrofuleux, ayant sa cause dans la syphilis. *Mercurius* convient encore dans les cas d'asthme et les accès de suffocation provoqués par des émanations d'arsenic ou de cuivre. Dans tous les cas où l'air frais et la fumée du tabac modèrent la violence des accès.

Hepar sulfuris. Accès de suffocation qui surprennent au milieu du sommeil. Respiration difficile, péril de suffocation en étant couché. Pendant l'accès la face est bleuâtre, il y a de la salivation et le malade se plaint d'avoir avalé de la poussière ; après l'accès, expectoration de crachats écumeux. Amélioration par la fumée du tabac et en penchant la tête en arrière. Il détruit les mauvais effets de l'abus du *Mercure* et les accès de suffocation produits par les vapeurs d'arsenic et de cuivre.

Silicea. Asthme chronique chez les carriers, les paveurs, les tailleurs de pierres, les aiguiseurs, tous ceux qui sont habituellement exposés à absorber par les voies respiratoires la poussière de pierre. Oppression pire en étant couché sur le dos, en marchant vite et en toussant. Dans les cas de scrofule et de carie des os il complète l'action du *Calcarea*.

Nux vomica. Le premier remède à donner aux personnes qui prennent habituellement du café, des liqueurs, qui se livrent souvent à des écarts de régime ; ou aux hommes de cabinet, à vie trop sédentaire, ou, en général à toutes les personnes d'un tempérament vif et irritable. Les accès commencent par des éternuments et un coryza fluent. Les dyspeptiques sont plus particulièrement du ressort de ce remède. Plénitude dans le creux de l'estomac. Constipation. Hémorrhoïdes, pyrosis, éructations fréquentes qui soulagent. Tempérament bilieux, mélancolique.

Sepia. Asthme des meuniers. Aggravation par le changement de temps. Toujours mieux après un orage accompagné de tonnerres. Douleur au sommet du poumon gauche. Palpitations de cœur violentes pendant la nuit. Sensation de brûlure aux pieds, avec sueur abondante et de mauvaise odeur. Chez les femmes sujettes à la migraine, aux maux de reins, du foie et de l'estomac, souffrances avant les règles ; leucorrhée jaune et irritante.

Opium. Surtout chez les vieillards, chez tous, état somnolent, froid général de la peau, face bleuâtre, respiration embarrassée. Angoisses mortelles. Pouls lent ; convient surtout quand l'accès a été provoqué par une frayeur.

Spongia. Goitre. Suffocation comme par un bouchon dans le larynx ; respiration difficile qui produit un râle sec semblable au bruit d'une scie passant dans du bois dur. Asthme nerveux.

Tartarus emeticus. Chez les vieillards et les enfants. Suffocation par le resserrement des voies respiratoires. Battements de cœur quelquefois très violents, sans maladie de cet organe. Vomissements d'écume. Râle muqueux dans la trachée et dans les poumons. Froid général de tout le corps. Amas de mucosités dans les bronches avec ronflements qui s'entendent même de loin.

Ignatia. Convient plus particulièrement aux enfants et aux femmes impressionnables par suite d'une contrariété, d'un chagrin concentré. Asthme nerveux, essentiel. Grande mobilité dans les phénomènes nerveux. Le ventre est ballonné, la poitrine est couverte de sueur çà et là, en diverses parties. L'urine s'échappe involontairement, blanche et abondante. Accès pendant le jour ou le soir avant minuit. Pendant l'accès la face est pâle, ce qui fait qu'on ne peut le confondre avec *Belladona*, dont la congestion à la tête est caractéristique. Toux courte. spasmodique. Respiration courte et rapide ; pouls fréquents, chaleur. Sujets toujours nerveux et plus ou moins anémiques.

Ferrum metal. Accès après minuit et qui offrent ceci de particulier que le malade est obligé de quitter le lit pour se promener dans l'appartement, l'agitation qu'il se donne le soulage un peu. Il lui semble que son sang bouillonne dans ses veines.

Phosphorus. Chez les personnes à constitution phtisique. Accès de suffocation la nuit comme par paralysie des poumons. Oppression le soir par le mouvement. Spasmes qui serrent la poitrine et amènent une grande angoisse. Congestion à la poitrine avec picotements et chaleur à la gorge. Toux rauque, brève, avec expectoration rare, et s'il y a des crachats, ils contiennent un peu de sang. Palpitations de cœur.

Moschus. Chez les femmes hystériques et les sujets hypochondriaques, à constitution affaiblie, délicate; chez les enfants quand les accès surviennent après un refroidissement. Accès pendant le jour et dans l'après-midi. L'accès commence par de la gêne de la respiration et monte par degrés au point de produire une suffocation qui porte au désespoir. La toux est nulle, ou n'existe qu'au début. Constriction spasmodique du larynx et de la poitrine.

Cuprum metal. Ressemble au précédent et complète son action curative. Asthme sec et presque sans crachats. Le malade est obligé de rester assis, le corps penché en avant; il aurait de la tendance à se remuer, mais le mouvement ou la marche lui arrêtent la respiration. Face bleue, cyanosée. Pouls lent et faible. Les enfants, les femmes hystériques. Toutes les fois qu'il y aura, avec l'asthme, des crampes dans une partie quelconque du corps, le *cuprum* sera d'une appropriation certaine.

Rhumatisme.

—

Maladie excessivement mobile, sujette aux déplacements, aux récidives, et siégeant ordinairement dans les parties musculaires et fibreuses. Le symptôme principal est une douleur plus ou moins vive, que la pression exaspère souvent, mais qui augmente surtout par le mouvement actif des parties malades.

Le rhumatisme est nommé musculaire quand il réside dans les muscles, et articulaire quand il réside dans les articulations; l'un et l'autre sont aigus ou chroniques. On distingue le rhumatisme de la névralgie, en ce que, dans le rhumatisme, la douleur est vague et suit une route indécise, tandis que dans la névralgie, la direction de la douleur est bien déterminée, et reste toujours la même; de plus, dans le rhumatisme, la douleur occupe un assez grand espace, tandis que, dans la névralgie, elle existe çà et là, sur divers points, ou suit assez ordinairement le trajet invariable et connu de certains nerfs.

C'est une affection souvent héréditaire, au moins dans la prédisposition. Ce n'est pas une maladie simple, mais au contraire une des maladies les plus composées. Tous les tempéraments peuvent en être atteints; cependant le rhumatisme chronique ne s'établit généralement que sur des sujets déjà prédisposés par un

défaut dans l'équilibre du tempéramment, ou
par un vice de nutrition.

Le rhumatisme porte encore différents noms
selon les parties du corps qu'il affecte particulièrement. Il est appelé *général* quand il envahit ou à peu près toute la périphérie du
corps ou du moins la plupart de ses parties, et
dans un temps fort court; il est dit *viscéral*,
quand il siège principalement sur les intestins
et le ventre; *latéral*, quand il n'occupe qu'un
seul côté du corps; *supérieur*, *inférieur*,
selon qu'il a son siège dans les parties au-dessus ou au-dessous du diaphragme; *partiel*,
s'il ne s'étend qu'à une partie du corps; *gé-
nal*, s'il affecte les joues; *lumbago*, quand
il siège à la région lombaire; *sciatique*,
quand il occupe la cuisse, (cette dernière affection ressemble souvent plus à la névralgie
qu'au rhumatisme); *pleurodynie*, quand il
envahit les muscles intercostaux; *torticolis*,
quand il se borne aux muscles du cou.

Rhumatisme musculaire. Il est caractérisé par une douleur plus ou moins vive, fixe
ou mobile, affectant un ou plusieurs muscles et
s'exaspérant surtout par la contraction des organes affectés; aussi les mouvements sont-ils
difficiles et même tout à fait impossibles. Les
résultats de la pression sont très variés: tantôt elle est calme, tantôt elle exaspère les souffrances; d'autres fois, elle n'apporte aucun
changement à la douleur. La peau n'offre aucun changement de coloration ou de température; les parties ne sont point tuméfiées. Ordinairement, le rhumatisme, à l'état simple, est
sans fièvre, malgré la vivacité des douleurs;
le plus souvent aussi les fonctions principales

restent en équilibre, à moins qu'elles ne soient sous la dépendance des muscles affectés. Le rhumatisme musculaire peut rester à l'état simple ou se compliquer de rhumatisme articulaire; il est fixe ou mobile; il a une durée très variable.

Rhumatisme articulaire. Il est caractérisé par une douleur plus ou moins vive dans une ou plusieurs articulations, s'accompagnant le plus souvent de gonflement et quelquefois de rougeur des parties malades; le plus souvent il y a fièvre d'intensité variable Ce rhumatisme est annoncé ordinairement par des frissons irréguliers, un sentiment de courbature, manque d'appétit, soif et fièvre de médiocre intensité.

Au bout de quelques heures ou de quelques jours, la maladie éclate, et c'est la douleur qui, tout d'abord, fixe l'attention du malade. Alors peuvent se manifester une ou plusieurs variétés de symptômes sensibles qui doivent guider pour le choix du remède. Les articulations affectées sont gonflées; la peau qui les recouvre est souvent rouge et tendue, et la fluctuation qu'on perçoit indique qu'un épanchement séreux s'est formé dans la membrane synoviale. Cependant la tuméfaction, ainsi que la rougeur, n'est perceptible qu'aux articulations superficielles, comme les poignets, les genoux et les pieds; mais on observe très rarement ces symptômes aux épaules, et jamais on ne les voit aux hanches. La rougeur dans tous les cas n'est jamais très vive; elle ressemble plutôt à la teinte de la roséole qu'à celle de l'érysipèle.

Quand le rhumatisme attaque plusieurs articulations à la fois, il y a un appareil fébrile plus ou moins intense que l'on a appelé *fièvre rhumatismale*. Alors le pouls est vibrant, large, dur, fréquent; la peau est chaude, couverte d'une légère moiteur, ou baignée d'une sueur abondante et de mauvaise odeur; la face est rouge, animée; la soif vive, la langue blanche, l'appétit nul; les selles rares, l'urine peu abondante, foncée; pesant mal de tête; sommeil agité ou perdu. La fièvre précède quelquefois les douleurs d'un ou de plusieurs jours; mais le plus souvent elle ne vient qu'après ou en même temps. Comme toutes les affections aiguës cet état a une série de symptômes ascendante et une série descendante. Ce rhumatisme se complique souvent d'inflammations diverses, surtout du côté des organes de la poitrine, et notamment du péricarde et du cœur. On voit rarement la péritonite, mais trop souvent la méningite. Le rhumatisme articulaire chronique est une affection peut-être plus commune que la forme aiguë, à laquelle elle succède presque toujours; dans quelques cas cependant, le rhumatisme est primitivement chronique. La douleur, dans ce cas, peut être presque nulle ou manquer même tout à fait; la gêne dans les mouvements est alors le symptôme le plus caractéristique. Les autres symptômes, tels que douleur, rougeur, enflure, etc., ne sont que les diminutifs de la forme aiguë, quelques-uns même manquent complètement.

TRAITEMENT

Aconit napel est toujours le premier remède à donner quand il y a fièvre et chaleur,

avec pouls dur, vibrant, toujours plus rapide
qu'à l'état normal; quand il y a gonflement
rouge et chaud dans n'importe quelle partie
du corps. L'*aconit* est le remède de l'état de
fièvre partout où il se rencontre ; c'est le grand
régulateur de la circulation, et il n'est pas
rare de le voir emporter seul un rhumatisme
aigu.

Colchicum et *Benzoës acidum.* Quand
la fièvre est tombée sous l'influence d'*Aconit*, je donne ordinairement ces deux substances, en les alternant à la dose de quatre cuillérées dans la journée en commençant par *cel-
chicum*, une cuillérée toutes les trois ou
quatre heures, puis un jour d'intervalle et on
donne *Benzoës acid.* de même, pour, après
un jour d'intervalle, revenir à *Colchicum ;*
on continue ainsi pendant dix à douze jours.
Dans les cas chroniques on donnera seulement
une cuillérée matin et soir de *Colchicum*
d'abord pendant deux jours, puis, après deux
jours d'intervalle, on donnera *Benzoës acid*,
pour revenir, après deux jours, au *Colchicum*, et ainsi pendant seize ou vingt jours.

Pohus tox. et Bryonia alba. Doivent
être donnés comme les précédents. Ils doivent
être préférés aux précédents quand le rhumatisme a eu pour cause première un tour de
reins, une courbature, et que d'ailleurs les
douleurs sont fixes. Les deux précédents seront préférables quand le rhumatisme a eu
pour cause la suppression d'un écoulement,
une blennorrhagie ; quand les douleurs existent surtout dans les articulations et même
dans les os, dans la sciatique, dans le rhumatisme articulaire chronique, surtout quand l'u-

rine est d'un rouge brun semblable à de la
brique pilée, elle donne une forte odeur am-
moniacale.

Ces quatre médicaments m'ont presque toujours suffi pour guérir une grande quantité de
rhumatismes, dont les uns avaient dix, quinze
et même vingt ans d'existence ; cependant,
comme cette maladie est composée et que les
tempéraments et surtout le régime et les antécédents des malades sont multiples, je donnerai les différents remèdes qui peuvent conve-
nir à des cas plus particuliers qui peuvent se
rencontrer.

Aconit et Arnica conviennent dans la
plupart des rhumatismes musculaires de date
récente, quand le muscle qui en est atteint est
le siège d'une douleur sourde. ou vive, ou lancinante, ou déchirante, qui s'exaspère ou se
calme par le mouvement. Dans la pleurodynie
ou rhumatisme des muscles des parois de la
poitrine, douleur de côté. Quand le rhumatisme musculaire est dû à un refroidissement,
ou même à un excès de fatigue, ou à la suite de
contusions, ou encore quand la douleur est peu
intense et sans fièvre. Ces deux médicaments
seront alternés, un jour de l'un, un jour de
l'autre, une cuillérée matin et soir.

Pulsatillat. Rhumatisme erratique. Rhumatisme musculaire des femmes ou des filles
blondes et élancées; la moindre pression sur
les muscles affectés est douloureuse ; la *Pulsatilla* convient en général aux femmes dans
les mêmes conditions que l'*Aconit* convient
aux hommes, surtout quand elles ont les cheveux blonds ou les yeux bleus.

Outre les remèdes généraux que j'ai décrits

il y en a un certain nombre d'autres qui s'adressent aux différentes formes de rhumatisme ; je donnerai pour terminer cet article ceux qui conviennent aux formes les plus ordinaires de cette maladie.

Rhumatisme musculaire. Quand le rhumatisme est peu intense et qu'il n'y a pas de fièvre, dans le cas où *Colchicum* et *Acidum Benzoës* auraient échoué, on aurait recours à *Aconit* et *Arnica mont.*, alternés en donnant un jour de l'un et un jour de l'autre. Aux femmes et filles blondes et à taille élancée on donnerait *Pulsatilla.*

Rhumatisme de la tête. C'est le plus souvent le cuir chevelu qui est atteint ; toute pression sur la tête ou tout mouvement de contraction est excessivement sensible ; la chaleur ou l'affluence du sang vers la tête augmente cette douleur. La cause la plus ordinaire est une brusque exposition à l'air froid ou une immersion dans l'eau de la tête en sueur. On donnera *Aconit* et *Pulsatilla* alternés comme les précédents.

Pleurodynie (douleur de côté). C'est le rhumatisme des muscles des parois de la poitrine. Douleur vive, lancinante ou déchirante, siégeant près du sein, et devenant plus vive, soit par la toux, soit par les mouvements du corps ou ceux du bras qui y correspond. On donnera *Aconit* et *Arnica* alternés.

Torticolis. C'est le rhumatisme des muscles du cou. Le médicament à opposer à cette forme est *Lycopodium* 12me ou 30me, dont on prendra quatre cuillérées dans la journée.

Lumbago. C'est le rhumatisme des muscles de la région des lombes, vulgairement

dit mal de reins. Rhumatisme caractérisé par
une douleur occupant un seul ou les deux
côtés des lombes à la fois ; le malade ne peut
se ployer ni en avant ni en arrière, sans que
la douleur devienne insupportable, ni lever
un corps lourd ; et quand le mal est violent, il
est forcé de rester couché sur le dos dans une
complète immobilité. Le froid, le fait de rester
trop longtemps courbé, surtout dans un endroit
humide, un faux pas, un effort pour soulever
un fardeau, sont les causes ordinaires de cette
douleur. Deux remèdes suffisent ordinairement pour enlever cette douleur : Quand la
cause est un effort, un tour de reins, un faux
pas, une courbature. on donnera *Rhus tox.*,
à la dose de quatre cuillerées dans un jour ;
quand ce sera toute autre cause, on donnera
Nux vomica de la même manière.

Rhumatisme articulaire. On le reconnaît à la douleur plus ou moins vive qui se
porte sur les jointures ou articulations. Presque
toujours il y a fièvre plus ou moins forte ; les
douleurs augmentent presque toujours pendant
la nuit. elles diminuent ou augmentent par la
pression et le mouvement ; mais le plus souvent tout mouvement de la partie atteinte est
impossible. Cette maladie peut se compliquer
de deux affections très graves : la *Péricar-
dite* et l'*Endocardite* qui sont, la première
l'inflammation de l'enveloppe extérieure, et la
seconde l'inflammation de l'enveloppe intérieure du cœur. Dans les cas chroniques il
faudra donner *Colchicum* et *Acidum Benzoës*, quand même le cœur soit atteint ; dans
les cas aigus, surtout s'il y a fièvre et que le
cœur soit pris, on donnera *Aconit*, qui ré-

duira la fièvre et dégagera le cœur. Ce médicament devra être continué jusqu'à ce que la
fièvre soit tombée et que la congestion du
cœur soit dissipée. Quand on aura obtenu ce
résultat, outre le colchique et l'acide ben-
zoïque, on pourra, en cas de résistence de la
maladie, donner *Bryonia alba* quand il y a
gonflement pâle ou rouge et luisant de la partie
affectée, avec tension et chaleur, aggravation
des douleurs par le mouvement.

Rhus tox. conviendra quand il y aura
raideur des articulations avec sensation, comme
si la chair était arrachée des os ; élancements
ou douleurs de déchirement dans les reins, les
membres et les articulations, avec aggravation
excessive pendant le repos et soulagement
quand on donne du mouvement à la partie
atteinte, ce symptôme est le contraire de celui
de *Bryonia* qui porte au contraire une aggravation par le mouvement. Dans certains cas de
rhumatisme chronique on sera obligé de recourir à *sulfur* pour détruire la diathèse psorique, d'autres fois à *Calcarea carb.* et
Silicea dans les cas de scrofule ; en général
dans toutes les maladies chroniques il faut remonter non seulement à la cause de la maladie
particulière, mais encore à la cause de la chro-
nicité de cette maladie, c'est ici que l'on se
trouvera en face d'un état spécial ou diathèse
qu'il faudra modifier ; c'est là tout le secret de
la guérison des maladies chroniques et de la
plupart de celles qui sont réputées incurables.

Goutte.

La goutte fut ainsi nommée par les anciens humoristes, parce qu'ils pensaient qu'elle était occasionnée par le dépôt d'une goutte de quelque humeur âcre sur les surfaces articulaires. Ses symptômes sont : douleur, gonflement, rougeur des petites articulations, occupant presque toujours dans le principe la première jointure du gros orteil, mobile dans ses attaques subséquentes, pouvant s'étendre aux grandes articulations, et donner lieu secondairement à des troubles variés, surtout du côté des fonctions digestives.

La goutte attaque surtout les hommes, les sujets forts et robustes, pléthoriques, se nourrissant d'une manière trop succulente, ayant une vie peu active, s'adonnant à certains excès, surtout à celui des boissons alcooliques; mais parmi les causes de cette affection, il faut mettre en première ligne l'hérédité. Parmi les causes prédisposantes, il faut aussi compter le froid, l'humidité, une habitation humide et privée de lumière; d'autre part la suppression de certaines maladies, comme certaines suppurations, ou la suspension de certaines fonctions, comme la cessation des règles.

On observe presque toujours des symptômes précurseurs; ce sont des troubles de la digestion et de l'assimilation, qui s'annoncent par un manque d'appétit, des vents, des pesantours d'estomac, des tiraillements dans le ventre, des gargouillements, une urine trouble et chargée de mucosités, langue blanche, des selles paresseuses ou muqueuses, des blennorrhées diverses de l'appareil respiratoire ou de la vessie, des hémorrhoïdes. Ces accidents précèdent toujours de beaucoup l'apparition de la goutte.

Voici les symptômes de la goutte aiguë développée : Douleur dans une articulation quelconque des membres, qui se déclare tout à coup, rongeante, térébrante, sécante, puis dégénère en de violents déchirements avec ardeur; les parties atteintes deviennent tellement sensibles qu'elles ne supportent ni pression ni mouvement, que souvent même elles ne sauraient rester couvertes. Cette douleur éprouve comme la fièvre, des croissances et des diminutions régulières; mais c'est presque toujours pendant la nuit qu'elle a le plus de violence, empêchant le sommeil et causant une grande agitation. Elle rend l'articulation inflexible et s'oppose à tout mouvement. La chaleur la calme; elle est fort sujette à se jeter d'une articulation sur une autre, ou sur des organes internes, avec plus ou moins de danger. Les parties malades ne sont jamais prises de rougeur que quand la douleur a déjà duré plusieurs heures. Cette rougeur est accompagnée de chaleur, et d'un gonflement dur, tendu et de couleur érysipélateuse, qui est de nature à produire aisément des nodus et des concrétions calcaires. La fièvre éclate en même temps que les accidents locaux. Ordinairement, il y a en même temps trouble de la digestion, flatulence, production d'acides et de mucosités, manque de digestion, obstructions, urine rare, trouble et semblable à du petit lait, sécheresse de la peau.

La goutte aiguë forme des accès réguliers accompagnés de fièvre et terminés par des crises, ordinairement à l'époque des équinoxes après quoi ont lieu des intervalles plus ou moins longs, complètement exempts de goutte. Ces accès représentent tout à fait l'image d'une crise de fièvre inflammatoire. Ils durent de trois à quatre semaines et plus, récidivent volontiers, parcourent les périodes d'accroissement, d'état et de déclin, et se terminent par des sueurs critiques, ordinairement d'odeur aigre, ainsi que par un épais dépôt blanc ou parfois rougeâtre dans l'urine. La goutte chronique est le plus souvent un résultat des retours fréquents de la forme aiguë. Avec le temps elle amène le développement, autour des articulations, de concrétions qui gênent le mouvement, ou même le rendent impossible, et constituent assez fréquemment de véritables exostoses.

La cause de la goutte est en général une discrasie particulière des humeurs, ou une anomalie de la nutrition, fondée sur la faiblesse de l'appareil digestif et les vices de la chlylification. En cela consiste la différence qui existe entre elle et le rhumatisme.

La goutte procède de dedans en dehors, et le rhumatisme de dehors en dedans. La goutte est donc une maladie développée dans l'intérieur de l'organisme lui-même, et que la nature repousse au dehors, en faisant naître ce qu'on appelle les accès de goutte, c'est-à-dire l'inflammation des articulations et de leurs enve-

loppes muqueuses. Le rhumatisme, au contraire, est une maladie imposée à l'organisme
par la suppression de la fonction, de la sécrétion cutanée et qui s'accompagne rarement
d'une affection des organes digestifs.

La goutte est-elle curable? Oui la goutte est
curable tant que le sujet n'est pas trop épuisé ;
mais il sera toujours prudent de l'attaquer dans
ses débuts.

TRAITEMENT

Comme pour toutes les maladies chroniques,
il faudra commencer par rechercher la cause ;
c'est le seul moyen d'arriver au succès. Cette
cause étant trouvée, ce qui est souvent un peu
difficile, on lui opposera le remède capable de
la détruire ou au moins de la modifier. Il va
sans dire que si cette cause existe dans des
écarts de régime, dans l'habitation de lieux
humides, il faudra la supprimer, tout en donnant au malade le remède qui doit modifier
l'état général, remède qui sera ordinairement
alterné avec un autre qui agisse sur les manifestations actuelles ou localisées de la maladie
générale. Dans les cas aigüs, au contraire, on
donnera généralement un médicament seul.

Les médicaments de fonds sont : *Colchicum* et *Acidum Benzoës, Calcarea* et
Sulfur, et *Lignum Nephreticum.*

Colchicum et *Acidum Benzoës* conviennent quand la goutte est arrivée à sa période d'état, quand il s'est déjà produit des
nodus ou des tophus sur les articulations;
en un mot dans toutes les périodes de la
goutte, excepté au moment des grands accès
quand la fièvre est très forte. Mais quand la

fièvre est tombée on pourra toujours donner ces deux remèdes en les alternant. On peut donner aussi ces deux médicaments pendant la manifestation des symptômes précurseurs, à condition que l'état ne présente pas de fièvre notable. Quand il y a en même temps rhumatisme, ou que le rhumatisme a précédé la goutte, ils sont les premiers auxquels on devra s'adresser.

Sulfur et *Calcarea Carbonica* sont des médicaments à longue portée qui ne devront être donnés que quand les accès sont passés. Ces deux médicaments modifient l'état du tempérament et empêchent le retour des accès; *Calcarea* a la propriété de détruire à la longue les nodus ou tophus des articulations, propriété qui appartient aussi au *Colchicum*.

Lignum nephreticum. Bois nephrétique du Canada. Ce bois est à peu près de la couleur du gaïac, ou couleur du chêne. L'infusion, prescrite, à froid, donne à la surface de l'eau une couleur d'un bleu pâle de fleurs d'iris tirant sur le bleu céleste, tandis que le fond de la carafe paraît jaune. On voit distinctement ces deux couleurs en plaçant la carafe contre le jour. Ce bois est le seul qui donne ces deux couleurs réunies.

On en fait infuser à froid 7 à 8 grammes dans un litre d'eau pendant 24 heures pour la première fois. Le même bois peut servir pour une seconde infusion, mais alors elle doit durer 48 heures.

Il faut boire ce litre d'eau dans ses repas, mêlé avec du vin, chaque jour, pendant un an. Il n'a aucune espèce de goût et n'oblige à aucun régime.

Au bout d'une quinzaine de jours, quand on a passé un quart d'heure dans son lit, on sent une moiteur s'établir au membre ou à la partie du corps que la goutte ou le rhumatisme attaque ordinairement. Cette moiteur augmente progressivement, puis disparaît peu à peu. Quand le matin le jour est venu, si l'on frotte devant le soleil avec la main cette partie du corps, il s'en détache une farine blanche. Au bout d'un an, toute trace du mal a disparu.

Cette monographie du *Lignum nephreticum* est due à M. de Saint-Coux, qui en donne l'origine première en ces termes : « Ce spécifique a été indiqué à Cayenne à ma grand' mère, créole par sa nourrice. Elle s'en est servie pour guérir de la goutte, d'abord mon grand-père, puis mon père. Ils ont vécu tous les deux plus de vingt ans après leur guérison, sans avoir jamais ressenti aucune reprise de leur goutte. »

Nous donnons maintenant les remèdes des cas particuliers : En général, les accès de goutte sont rapidement calmés à leur début chez ceux qui font habituellement abus des vins et des liqueurs, par *Nux vomica ;* c'est seulement lorsque la fièvre est intense qu'il faut commencer par *Aconit.* Ce dernier médicament peut être aussi employé après d'autres substances, surtout après *Sulfur.* Arnica convient quand la douleur est telle que l'articulation semble se déchirer, la peau étant rouge, la moindre secousse étant redoutée en raison des douleurs qu'elle amène, une agitation intérieure tourmentant le malade auquel il semble que le membre malade repose sur des coussins trop durs. On réservera *Bella-*

dona pour le cas où la rougeur serait vive et
s'étendrait rapidement, tandis que du moment
où la douleur saute d'une articulation à une
autre, diminuant lorsque la partie malade est
découverte, il faut prescrire *Pulsatilla*. *Arsenicum* est indiqué quand le malade est
abattu et que ses douleurs sont soulagées par
la chaleur ; mais si le visage est pâle et tiré,
les douleurs lancinantes et déchirantes plus
fortes la nuit, le malade éprouvant alors un
besoin continuel de changer de place, il faudra donner *Ferrum* et souvent *Rhus*.
Bryonia au contraire convient quand le mouvement exaspère les douleurs. *China* convient
quand les douleurs sont aggravées par le toucher. *Antimonium crudum* est indiqué par
les nausées et l'enduit épais qui recouvre la
langue. Lorsque les accès reviennent au moindre changement de temps, si la maladie prend
une marche chronique, il faut toujours donner
Sulfur, que l'on fait suivre d'*Aconit* quand il
y a eu aggravation sous l'influence du soufre.

La raideur des membres consécutive aux accès est diminuée par *Colocynthis* et par
Causticum quand il existe des nodosités
goutteuses. On commence par donner une dose
de ces médicaments, le matin et le soir ; au
bout de 4 à 6 jours on laisse reposer le malade
pendant une semaine et on donne ensuite
4 granules tous les jours de l'un ou de l'autre.
Quant aux autres substances, *Sulfur*, *Calcarea*, elles sont prescrites seulement à raison
d'une cuillerée matin et soir ; les autres sont
données comme dans les maladies aiguës, c'est-
à-dire d'une cuillerée de 3 en 3 heures pendant
la journée.

Le remède prophylactique, c'est-à-dire, qui préserve de la goutte, est *Calcarea*.

Gastrite.

On donne le nom de gastrite à l'inflammation de l'estomac; elle est aiguë ou chronique.

Gastrite aiguë. Les symptômes de la gastrite aiguë sont : Douleur sourde, ou vive et lancinante au creux de l'estomac, augmentée par la pression et les mouvements du corps; grande soif et perte de l'appétit; langue blanche ou jaunâtre, sèche, rouge à la pointe et au bord; nausées et vomissements de matières aqueuses (comme de l'eau), ou bilieuses et même sanguinolentes; mal de tête, toux sèche, oppression, insomnie, constipation.

Dans les cas moins graves, la douleur est légère; il y a peu de soif; l'appétit existe, mais le malade se sent l'estomac embarrassé après les repas; il y a des renvois nidoreux (goût d'œuf pourri) et des vomissements. Ces derniers symptômes marquent la gastrite sub-aiguë légère.

TRAITEMENT

Nux vomica. Conviendra dans les cas où la gastrite se développe tout à coup; surtout quand il y a vomissements, constipation, tête entreprise, habitude de se nourrir copieusement, de prendre du vin, du café, des liqueurs, ou vie trop sédentaire. Ce médicament sera pris pendant trois jours de suite à raison de 4 cuillérées par jour. Après trois jours d'intervalle on donnera *Bryonia*, de la même manière pendant trois jours aussi.

Lycopodium. Convient quand la gastrite aiguë est la suite d'une indigestion de pain trop frais ou pas assez cuit, de brioches ou de gâteaux de pâte feuilletée. On le donnera à la 12mo, une cuillérée de demi-heure en demi-heure d'abord, pour espacer graduellement les cuillérées jusqu'à trois et quatre heures. Après *Lycopodium* on donnera *Bryonia* s'il reste des douleurs ou des dérangements de l'estomac.

Pulsatilla. Convient quand la gastrite aiguë est la suite d'une indigestion causée par des aliments huileux ou trop gras, tels que la viande d'oie, de porc, le saindoux, les pâtés de foie gras, etc.; si le malade a des régurgitations aigres ou comme de l'eau; s'il y a sensation d'un poids à l'estomac, avec vomissements faciles; s'il y a vertiges ou étourdissements avec frisson ou froid général.

Mais si la gastrite est produite par une indigestion de viande de bœuf, des mets où il entre des liqueurs alcooliques, omelette au rhum, plumpudding, etc., on donnera plutôt *Nux vom*.

Si ce sont les choux, pommes de terre, truffes ou champignons qui ont produit l'indigestion, *Bryonia* sera préférable.

Arsenicum alb. Convient quand la gastrite aiguë est la suite d'une indigestion de fruits ou d'herbages quelconques, de racines crues ou cuites, ou encore de légumes secs.

Chamomilla, 6me ou 12me, convient quand la gastrite aiguë est produite par une indigestion provoquée par un accès de colère, avec vomissements de bile et diarrhée. Si c'est une humiliation ou un accès d'indignation plutôt que de colère qui ait produit l'indigestion, alors *Calocynthis* sera préférable.

Gastrite Chronique.

Digestions pénibles, avec malaise, douleurs au creux de l'estomac et mal de tête. La douleur au creux de l'estomac augmente après les repas, et se présente sous la forme d'une crampe des plus pénibles qui ne cesse que quand les malades ont vomi ; l'appétit est faible, la soif peu vive ; les vomissements ne se produisent ordinairement que pendant la digestion des aliments ; ils sont âcres, brûlants ou amers ; il y a renvois sans odeur ou fétides, avec un goût amer, acide ou poivré dans la bouche ; la langue conserve à peu près sa couleur naturelle ; il y a diarrhée ou constipation, souvent même ces deux états alternent entre eux ; il n'y a pas de fièvre.

Cette maladie peut amener une autre maladie, ou plutôt une manie que l'on appelle *hypochaudrie.* La gastrite chronique a une durée de plusieurs mois et même de plusieurs années ; elle peut causer la mort par suite d'une maladie intercurrente, ou par suite de marasme ou d'épuisement.

TRAITEMENT

Il y a quatre médicaments qui réussissent ordinairement à guérir cette maladie, ce sont : *Charmamilla*, *Bryonia*, *Nux vomica*, et *Sulfur*.

On donnera d'abord *Chamomilla* 12me pendant quatre jours, une cuillérée matin et soir ; puis quatre jours d'intervalle, après lesquels on donnera Bryonia 12me pendant quatre jours de la même manière.

Après quatre jours d'intervalle, on donnera *Nux vomica* et *Sulfur* à la 12me, un jour de l'un un jour de l'autre, une cuillérée matin et soir.

Dans le cas où ce traitement ne guérirait pas d'une manière complète la gastrite chronique, on laisserait passer quinze jours, après lesquels on prendrait les mêmes médicaments à la 30me dilution, au lieu de les prendre à la 12me.

Si la gastrite amenait des ulcérations de l'estomac, ou même s'il y avait squirrhe commencé, ce qui se reconnaît par le toucher du creux de l'estomac, où les doigts trouvent un peu en dessous une grosseur résistante ; alors on donnerait *Arsenicum album*, une cuillérée matin et soir pendant deux jours consécutifs, pour, après deux jours, donner *Lycopodium*, après deux jours revenir à *Arsenicum* et ainsi de suite pendant une vingtaine de jours.

Anémie.

L'anémie, prise dans son vrai sens, signifie sang appauvri, diminution dans les parties qui entrent dans sa composition, de manière qu'il y a prédominance de sa partie aqueuse.

Symptômes.

Les personnes atteintes d'anémie sont pâles, molles, indolentes ou paresseuses ; leurs chairs sont flasques, couleur de cire, et les muqueuses sont également décolorées, les lèvres par exemple. Ainsi les gencives sont à peine rosées et offrent une teinte presque blanche ; leurs veines aussi sont relâchées et ont perdu cette teinte bleuâtre qui permet de suivre leur trajet sous la peau ; leur pouls est faible ; la moindre marche leur procure de l'oppression et des palpitations ; plusieurs ont des syncopes et des vertiges, tout travail les fatigue ; elles sont sujettes à des migraines, et les digestions sont pénibles ; les jambes enflent souvent, et la face devient bouffie ; leurs yeux s'encavent sous l'orbite et sont cernés ; beaucoup ont de la constipation, et il est rare qu'il ne se développe pas chez eux des indices de scrofule. Chez les femmes ou les jeunes filles, la sécrétion menstruelle se supprime ou est exagérée, mais le premier cas est le plus ordinaire ; alors il est rare qu'une leucarrhée abondante ne vienne pas compliquer cet état.

L'auscultation de quelques vaisseaux, surtout des artères carotides offre divers bruits caractéristiques dont nous ne parlerons pas,

parce que ceux qui ne sont pas de l'art ne
pourraient les reconnaître.

Cette maladie peut être primitive, exister
d'elle-même, seule, ou symptomatique, c'est-
à-dire, être causée par une autre maladie. Les
femmes et les filles y sont surtout sujettes.
L'abus des saignées ou de graves hémorragies, les chagrins, les aliments grossiers et in-
suffisants, les logements humides où la lumière
et l'air n'arrivent pas amplement; la phtisie
pulmonaire, l'absence ou le trop peu de flux
menstruel, chez le sexe féminin, peuvent être
des causes d'anémie.

A moins qu'il n'y ait de fréquents évanouissements et une trop grande extinction des forces, l'anémie idiopathique n'offre pas de danger.

TRAITEMENT

Ici l'hygiène est presque aussi importante
que les médicaments, et même les meilleurs
remèdes ne produiraient qu'un effet momen-
tané si les soins hygiéniques étaient trop négli-
gés :

1° Pour toute personne anémique il faut
avant tout une propreté du corps parfaite;
quelques bains pas trop chauds de 8 à 10 minutes seulement avec lavage au savon, afin de
rétablir et puis d'entretenir les fonctions de la
peau;

2° Une habitation où l'air et le soleil puissent pénétrer librement; l'habitation dans un
rez-de-chaussée humide empêche toute guérison; renouveler souvent l'air de l'appartement; autour du lit suppression des rideaux
qui empêchent la libre circulation de l'air;

3° La promenade et le mouvement en plein air; nourriture simple et naturelle, suppression des sucreries, des excitants comme café et toute liqueur alcoolique; les viandes crues sont inutiles et souvent nuisibles; manger exclusivement de la viande est une aberration et un contre-sens hygiénique; on peut prendre un peu de vin, mais il doit être coupé d'eau ordinairement; c'est ici surtout qu'il faut se souvenir de ce principe : Ce n'est point la quantité de nourriture que nous prenons qui refait nos forces, mais la quantité que nous digérons.

4° L'hydrothérapie pourra être ici d'un grand secours : ce seront surtout, en commençant, les lotions froides depuis les pieds jusqu'au creux de l'estomac; puis les affusions également froides, tantôt sur les jambes, tantôt sur la région dorsale; puis les bains froids, on commencera par le demi-bain pour arriver au bain entier. Le bain et le demi-bain froids ne doivent durer qu'une demi-minute, l'affusion et la lotion ne doivent pas dépasser deux minutes; il ne faut jamais essuyer la peau en sortant du bain froid, ni après la lotion ou l'affusion, mais prendre rapidement sa chemise et se remettre au lit si on y était avant, ou se donner de l'exercice, si on a pris le bain dans le courant du jour. En général le moment le plus favorable pour l'emploi de l'eau froide, c'est le matin, parce qu'alors la digestion est plus complète : On sort du lit, où l'on laisse la chemise, une heure avant son lever ordinaire, on prend rapidement le bain ou l'ablution, ou l'affusion, on se remet au lit où l'on reste une heure couvert chaudement; l'eau adhérente à la peau se vaporise, pénètre les pores, purifie les vaisseaux capilaires, régularise la circulation en la fortifiant, et la réaction du colorique vital donne du ton et de la vigueur à tout l'organisme. Ces opérations en hiver et au début se feront tous les dix ou quinze jours, en été on pourra les répéter tous les cinq ou six jours.

TRAITEMENT

China 12me et *Phosphori acidum* 12me seront donnés si l'anémie provient d'abus de la saignée, ou encore de toute autre perte de sang excessive par n'importe quelle voie que ce soit; ces deux médicaments seront les premiers à consulter quand l'anémie aura pour cause encore un allaitement prolongé, ou même une maladie longue ou une perte d'humeur quelconque.

Alterner ces deux médicaments tous les deux jours; pendant deux jours on en prend une cuillérée matin et soir du même, et après deux jours d'intervalle, on prend de l'autre de la même manière.

Ipeca. 12mo convient quand l'anémie a été produite par des hémorrhagies menstruelles journellement répétées et qu'il y a grande faiblesse qui prend subitement, avec perte de connaissance et accès de convulsions; face pâle, bouffie; membres engourdis, malaise et dégoût de tous les aliments; pertes de sang plus ou moins abondantes, d'un rouge très vif et coagulé en caillots.

Chamomilla 12mo. Convient également dans l'anémie causée par des hémorragies

menstruelles, quand il y a accès d'évanouissement, défaillance. face pâle, yeux cernés et nez
pointu; avec froideur des extrémités; yeux
presque fermés et ternes, grande impression-
nabilité du système nerveux, avec mouvements convulsifs des paupières, des lèvres et
des muscles de la face ; espèce de sommeil léthargique; coliques atroces avec pertes d'un
sang rouge foncé mêlé de caillots. Ces deux
médicaments se ressemblent un peu, mais
pour l'*Ipeca* il y a langue blanche et couverte
d'un enduit blanc, état nauséeux sans coliques;
tandis que pour *Chamomilla* il y a surexcitation nerveuse avec coliques.

Pulsatilla 6me ou 12me et *Sulfur* 30me.
Conviennent quand l'anémie provient d'une
suppression des règles par suite d'un refroidissement, ou pour s'être mouillé surtout les
pieds. Ces deux médicaments peuvent être alternés comme il a été dit plus haut.

Nux moschata 12me. Ce médicament sera
donné quand *Pulsatilla* et *Sulfur* seraient
restés sans résultat, ou encore quand l'anémie
provient d'un froid humide, qu'il y a de fréquents accès d'évanouissement, grande lassitude, faiblesse de la mémoire et absence d'i-
dées, avec vertiges fréquents; somnolence,
face pâle avec yeux cernés de bleu, diarrhée
et haleine très courte.

Pour l'anémie provenant d'une frayeur ou
d'une vive émotion, on donnera : *Aconitum,
Coffea cruda, Opium* ou *Sycopodium*.

Aconitum 12me. Convient quand il y a congestion fréquente à la tête ou à la poitrine,
avec palpitations; figure rouge ; pouls large et
dur; chaleur, soif, mal de tête pressif ou pul-

satif, étourdissement et humeur colérique ; il convient particulièrement aux jeunes filles sédentaires.

Coffea. Convient quand l'anémie s'accompagne d'une grande exaltation des idées et de l'imagination, avec aversion pour le grand air; convulsions, grincements de dents, frissons avec froid, pleurs, cris et découragement.

Opium. S'il y a accès de convulsions avec état de sommeil profond après chaque accès de convulsions, avec cris, tremblement, secousses ou tiraillement des membres, avec froid du corps; accès de suffocation, avec perte de connaissance ; face rouge foncé, bouffie ou pâle, terreuse avec yeux enfoncés ; règles supprimées. Il est bien entendu que ces symptômes ne concernent que l'état des malades au moment de l'accident ou peu après, quoique cependant ils puissent se présenter quelquefois à l'état chronique, ce qui est rare.

Lycopodium. Convient en général dans des états moins graves et qu'il s'est déjà écoulé plusieurs jours depuis l'accident ; quand il y a manque de chaleur vitale ou du corps avec grande faiblesse et fatigue dans les jambes après la moindre marche ; accès de défaillance, avec perte des sens ; tristesse et mélancolie avec disposition à pleurer ; maux de tête violents; face et lèvres pâles ; maux de reins; beaucoup de vents, avec douleurs dans le ventre ; vomissements aigres; pieds enflés le soir ; flueurs blanches; digestions pénibles avec oppression. Chez les sujets dartreux ou qui ont eu gale à une époque quelconque de leur vie, ou dont les parents ont été dartreux, on devra, outre le *Sulfur*, consulter encore *Arseni-*

cum album, Graphites ; quand on pourra supposer que la scrofule ou un état lymphatique trop accentué sont la cause de l'anémie, on aura recours à *Calcarea carbonica* et à *Silicea.* Je dois dire ici que ce dernier m'a donné de beaux succès.

Ferrum metalicum 30me convient particulièrement à cette forme d'anémie que l'on désigne sous le nom de chlorose ou pâles couleurs. Cette maladie est propre au sexe féminin, et le traitement est le même que celui de l'anémie. Quand il y aura lieu de commencer le traitement par ce remède on le donnera à la 30me dilution et les doses ne seront répétées que de deux en deux jours. De plus il faudra en surveiller les effets et le suspendre de temps en temps. Les symptômes spéciaux qui réclament ce médicament sont : règles faibles et d'un sang pâle; couleur jaunâtre de la sclérotique des yeux; avant les règles douleurs lancinantes dans la tête, avec tintement dans les oreilles.

Epilepsie. (Mal Caduc)

L'épilepsie ou mal caduc, mal de Saint-Jean, est une névrose du cerveau caractérisée par une perte subite de la connaissance, avec insensibilité complète et relâchement de tous les muscles soumis à l'empire de la volonté, ou bien, le plus souvent, avec convulsions générales ou partielles: gonflement rouge de la face, distorsions des yeux et des lèvres, avec écume à la bouche et pouces appliqués convulsivement contre le creux de la main. Souvent au moment de l'attaque, le malade pousse un cri en tombant. Cette affection est intermittente et sans fièvre.

On dit que les femmes sont plus exposées à cette affection que les hommes; nous le croyons facilement parce que leur système nerveux est plus sensible et parce que leur constitution en général offre moins de résistence aux invasions parasitaires. L'épilepsie peut survenir à tous les âges; elle est cependant plus rare chez les vieillards, et sa fréquence va en augmentant de la naissance jusqu'à vingt ou trente ans.

Les causes prédisposantes sont : l'hérédité, un tempéramment mélancolique, une constitution affaiblie, les chagrins, les fatigues, les excès de travail intellectuel, l'abus des alcooliques, des plaisirs vénériens, l'onanisme, la colère, plus souvent une grande frayeur, l'impression produite par la vue d'une attaque d'épilepsie. Voilà les causes que donnent les auteurs qui ont écrit sur cette maladie.

Nous admettons que ces causes puissent, à la rigueur, produire l'épilepsie; mais nous affirmons que la grande cause de cette maladie, cause dont les auteurs ne parlent point, c'est la présence dans le cerveau des larves du ver solitaire ou Ténia; l'expérience nous a démontré que sur dix cas d'épilepsie le ténia est la cause de neuf. Nous avons sous les yeux une étude extrêmement intéressante sur le ténia, faite, il y a quelques années, par Monsieur Poucher; nous regrettons de ne pou-

voir la donner toute entière, on y verrait la
démonstration complète de ce que nous affirmons ici. Voici comment il débute : « Permet-
tez-moi de vous décrire sommairement le ténia au ver solitaire. Vous connaissez tous cet
animal entouré de tant de préjugés, dont le
plus faux est assurément qu'il soit solitaire. Il
porte en avant une petite tête globuleuse,
grosse à peu près comme une tête d'épingle.
Celle-ci, examinée avec un verre grossissant,
présente latéralement quatre enfoncements
circulaires appelés ventouses ou suçoirs. En
avant elle offre ordinairement une ou deux
rangées de petits crochets disposés en cercle
ou en couronne autour de l'extrémité de l'axe
de l'animal. La tête est soutenue par un cou
mince, où l'on distingue déjà une division parfaitement nette en anneaux successifs ; puis
ceux-ci vont grandissant à mesure que l'on
s'éloigne de la tête, et arrivent jusqu'à mesurer environ un centimètre de long sur autant de
large : ces anneaux peuvent être au nombre
de plusieurs centaines. »

« Il y aurait une intéressante leçon à faire
pour vous montrer que l'être que nous appe-
lons ténia, n'est pas un animal simple, mais
une collection d'animaux soudés ; que la tête
n'est pas une tête.... Il y aurait les plus cu-
rieux mystères de la nature à vous révéler,
si nous ne nous étions fait une règle, dans
ce cours pratique, de ne prendre à la science
pure que ce qui nous conduit directement à
l'application ; et tout ce que nous avons maintenant à dire s'expliquera très bien en admet-
tant que le ténia est un animal composé de
plusieurs anneaux et muni d'une tête. La

présence d'un ténia dans l'intestin de l'homme
no paraît pas par elle-même bien grave. Il vit
là sans faire autrement deviner sa présence
que quand il se révèle lui-même en sortant,
en tout ou en partie par les voies naturelles.
Le ténia, en effet, avec sa petite tête sur un
corps énorme, est incapable de percer l'intestin, et ne saurait en sortir à travers ses parois. Au-dessous de la tête du ténia, dans la
région la plus étroite du cou, il se forme
sans cesse de nouveaux anneaux, et le ver
s'allongerait indéfiniment, si les derniers anneaux no tombaient pas à mesure, se déta-
chant ainsi après avoir occupé successivement
tous les rangs de cette chaine qui compose
l'animal d'une extrémité à l'autre. Quand un
anneau se détache, il est en général plein
d'œufs, et dans chacun de ces œufs on peut
apercevoir, avec le microscope, un embryon.
Cet embryon est armé de six crochets seulement, et on l'appelle en raison de
cette particularité, hexacanthe. Il éclot toujours dans l'intestin, mais là nous le per-
dons de vue ; des expériences positives, et qui
ne peuvent laisser de doute, nous montrent
de nouveau le jeune ténia dans d'autres régions
de l'économie que l'intestin, mais déjà trans-
formé, métamorphosé. C'est bien lui, c'est
bien le même animal; mais dans ce premier
état de larve hexacanthe en liberté, la science
n'a pu l'observer encore directement dans les
tissus.

Ce qu'il faut admettre, ce que démontre
l'expérience à défaut d'observation directe,
c'est que, tandis que le ténia adulte est forcé-
ment confiné dans l'intestin, la larve hexa-

canthe en sort au contraire avec la plus
grande facilité. Elle y travaille sans doute
aussitôt qu'elle a quitté la coque de l'œuf. Elle
pénètre jusqu'au centre des papilles dans la
veinule qui ramène les sucs nourriciers de l'intestin ; elle est aussitôt entraînée par le tor-
rent circulatoire jusqu'au cœur, et de là lan-
cée violemment par les artères sur tous les
points de l'économie. Arrêtée enfin parce-
qu'elle se trouve engagée dans des conduit,
sanguins trop étroits pour qu'elle les franchisses
elle obstrue ceux-ci et meurt sur place ou continue de se développer. Dans le premier cas,
rien de grave ; mais dans le second, vous
voyez d'ici tous les accidents qui peuvent suivre, et vous comprendrez qu'on n'a pas im--
punément un ver dans le cerveau, par exemple, au contact de la substance même de l'organe central de la vie. Vous comprenez enfin
que ce n'est pas toujours impunément qu'on
nourrit un ténia à l'intérieur de son corps, et
qu'il faut toujours s'en délivrer au plus vite. »

« Mais quand le jeune ténia, au lieu d'habi-
ter l'intestin, qui semble sa demeure normale
et où il grandit à l'aise est, ainsi porté au milieu des tissus où il reste condamné à l'immobilité, son développement offre tout de suite
quelque chose d'anormal. Au lieu que la tête
produise une série considérable d'anneaux, on
n'en voit que quelques-uns naître au-dessous
d'elle, terminés par une vaste cavité arrondie.
pleine d'un liquide clair et transparent. L'animal prend alors le nom de ver vésiculaire. Que
l'on introduise ce ver vésiculaire dans l'intestin d'un autre animal, propre également à son
développement, alors on voit ceci : la vési-

cule terminale est digérée par les sucs intesti-
naux, pendant que la tête et la partie avoisi-
nante composant le cou n'est pas attaquée ;
elle reprend, au contraire, son développement
arrêté un moment dans le milieu défavorable
où elle se trouvait, et le ver vésiculaire devient un ténia. »

Ce ténia est le même qui produit la *ladre-
rie* chez le porc ; quelque peu flatteur que soit
pour nous ce rapprochement, il est indéniable ;
mais il y a plus, le ténia se communique de
l'homme au porc ; il suffit de faire avaler à un
animal jeune quelques larves hexacanthes provenant du ténia de l'homme. De même aussi
il se communique du porc à l'homme en mangeant de la viande de cet animal trichinée à
l'état cru, comme on fait pour le saucisson, ou
même insuffisamment cuite. J'ai entre mains
un grand nombre de faits qui prouvent à l'évi-
dence que l'homme prend facilement le ténia
en mangeant du saucisson cru,

Revenons maintenant à l'épilepsie. Nous
pourrons facilement nous rendre compte du
phénomène qui se passe chez l'épileptique. Il
est rare que l'épilepsie débute d'emblée, en
général avant d'en arriver à une vraie crise
d'épilepsie, le malade a senti des congestions
légères vers la tête, des étourdissements, des
maux de tête plus ou moins violents qui surviennent d'une manière subite. Souvent aussi
il y a des crampes d'estomac, des coliques très
douloureuses qui obligent le malade à se plier
en avant pendant qu'il appuie les mains sur le
ventre. De plus il y a souvent. aussi d'autres
parasites dans le corps, par exemple, les ascarides qui habitent l'extrémité inférieure du

rectum et donnent des démangeaisons atroces, surtout le soir au lit.

Traitement

Toutes les fois que l'on aura reconnu la présence du ténia chez un sujet épileptique, l'on devra procéder ainsi : on donnera d'abord au malade les remèdes suivants : *Kousso* et *Granatum* à la 1re, 2me, 3me dilution, alternés tous les quatre jours. Ces deux remèdes suspendent ordinairement les crises; mais là n'est pas le plus important de leur effet pour le moment, l'effet à obtenir d'abord c'est de faire expulser une partie du ténia et c'est ce que produisent toujours ces médicaments au bout d'un certain temps. Cette expulsion partielle a deux grands avantages, le premier de prouver son existence dans le corps en faisant connaître la cause du mal, le second de rendre malade le ténia lui-même, maladie qui permettra de l'expulser bien plus facilement.

Quand donc on aura constaté ainsi la présence et la maladie du ténia, on pourra alors procéder à son expulsion de la manière suivante : 1° rester sans manger environ quinze heures et en même temps mettre infuser dans trois verres d'eau froide pendant vingt heures une poignée d'écorce de racine de grenadier ; 2° après ces vingt heures d'infusion on fait cuire pendant un quart d'heure l'écorce et l'eau ensemble ; 3° quand le tout est refroidi on passe la boisson avec un linge ou une passoire et le malade en boit un verre de cinq en cinq minutes ; 4° après deux heures le malade prend une purge d'huile de Ricin

10

dans un peu d'eau bouillie. La racine de grenadier contrarie le ténia, lui fait lâcher prise,
il se replie sur lui-même et la purge l'entraîne
au dehors avec les excréments, il faut avoir
bien soin de se servir d'un vase pour les selles,
afin de recueillir le ténia et constater que la
tête est venue avec le corps; car tant que la
tête reste, le ver repousse, et dans quelques
temps tout est à recommencer.

Le ténia expulsé, tout n'est pas fini, il
reste encore la moitié de la cure à opérer, et
cette moitié est la plus délicate.

Le malade étant débarrassé du ténia, il s'agit
de le débarrasser encore des larves qui ont pé-
nétré dans différentes parties du corps et spécialement de celles qui sont au cerveau. Ces
dernières sont la cause immédiate des crises
épileptiques. Voici ce qui se passe : ces larves
en nombre plus ou moins considérable gênent
la circulation du sang dans les capillaires du
cerveau, et même dans certains conduits forment un obstacle complet; d'un autre côté les
forces vitales font effort contre cet obstacle
pour en délivrer l'organisme. Sous leur action
le cœur envoie le sang avec force dans les artères cérébrales; l'obstacle étant devenu résistant et infranchissable sur un trop grand
nombre de points, le sang, malgré l'effort du
cœur, ne peut passer, il se produit alors une
congestion subite et terrible au cerveau ; le
malade alors perd tout sentiment, s'affaisse et
tombe privé de sentiment jusqu'à ce que le cerveau soit délivré de ce excès de sang. En même
temps le cœur bat avec violence et le sang,
qui n'a pu traverser les vaisseaux obstrués,
recule et vient aux veines par d'autres conduits.

Voilà le mécanisme de toutes les attaques d'épilepsie. Quand ce ne sont pas les larves du ver solitaire qui gênent la circulation du sang dans les capillaires du cerveau, c'est une autre cause, mais la crise épileptique est essentiellement la conséquence d'une congestion violente et subite au cerveau.

Il peut arriver qu'il n'y ait aucun obstacle matériel dans les conduits capillaires du cerveau ; une émotion morale très forte et subite, une frayeur considérable, peuvent produire cette congestion subite ; toute surexcitation nerveuse trop forte, ou trop prolongée sur le cerveau peut conduire à l'épilepsie. Dans ce cas le cerveau fait un appel trop énergique au cœur qui lui envoie un excès de sang qui dilate les vaisseaux, qui à leur tour compriment la matière cérébrale.

Voici les remèdes qui conviendront dans les différents cas et selon les causes différentes qui ont produit la maladie :

· 1° Quand l'épilepsie a eu pour cause les larves du ténia, après son expulsion, on aura recours principalement aux médicaments suivants : *Calcarea carbonica, Sulfur, Pulsatilla, Silicea, Hepar-Sulfuris, Lachesis, Cuprum, Plumbum et Stannum ;*

2° Quand l'épilepsie a pour cause une frayeur, ou toute autre impression morale forte et subite, on aura recours principalement aux remèdes suivants : *Aconitum, Belladonna, Hyosciamus, Ignatia, Opium, Cocculus;*

3° Si l'épilepsie avait son origine dans des excès de boissons alcooliques, on s'adresserait d'abord à *Nux vomica, Sulfur, Arsenicum album ;*

4° Quand la cause vient d'excès vénériens, tels que masturbation, onanisme, on consultera : *Phosphorus, Phosphori acidum, Nux vomica, calcarea carbonica, Sulfur.*

Dans les cas où la cause est ignorée on aura encore : *Camphora, Causticum, Cicuta, Viscum album, Crotallus horridus, Gallium album.*

Calcarea carbonica. Convient aux sujets scrofuleux ou lymphatiques ; constitution pléthorique, malades sujets aux hémorrhoïdes, sujets grêles et mal nourris ; forte propension chez les enfants aux anomalies de la nutrition ; sensibilité extrême chez les femmes, excitabilité et troubles menstruels, règles trop hâtives et trop abondantes ; suites d'un refroidissement dans l'eau, séjour dans une habitation humide.

Sulfur. Peut être alterné avec le précédent chez les sujets scrofuleux psoriques, ou simplement lymphatiques. Ces deux médicaments sont les remèdes de fonds de tous les tempéraments défectueux, cachectiques.

Pulsatilla. Convient particulièrement aux femmes, aux sujets d'un caractère doux, aux yeux bleus et aux cheveux blonds. Chez les sujets du sexe féminin, ce sera souvent le premier remède à donner après l'expulsion du ténia ; il agit moins fort que l'*Aconit*, quoique dans le même sens et tend à régulariser la circulation en aidant l'organisme à expulser les humeurs inutiles et tous les résidus des inflammations partielles et locales.

Silicea et Hepar-Sulfuris. Pourront être alternés de deux en deux jours ; ce sont les deux remèdes qui m'ont toujours rendu le plus de services pour détruire les Kystes formés par les larves du ver solitaire, c'est donc à eux qu'il faudra avoir recours principalement, après l'expulsion du ténia, quand il n'y a pas menace de paralysie.

Plumbum. Dans le cas où il y aurait menaces de paralysie, contractures dans les membres supérieurs ou inférieurs. Quand le mal a pour cause une intoxication des sels de plomb, comme la céruse. Il convient dans tous les cas où les accès sont annoncés par des symptômes précurseurs, ou qui laissent après eux des états paralytiques, avec perte plus ou moins complète de l'intelligence, perte qui dure quelque temps.

Lachesis. Convient surtout au sexe féminin aux deux époques de la puberté et de la ménopause. Dans ces cas, alterné avec *Pulsatilla*, il fait merveille, surtout quand il y a trouble de l'intelligence et que la malade fait des rêves très désagréables, même pendant le jour, et étant éveillée.

Cuprum. Conviendra tout particulièrement quand les crises sont précédées ou suivies par des crampes dans les membres supérieurs ou inférieurs. Quand, après l'expulsion du ténia, il se produit des crampes accompagnées de divers fourmillements ou de tiraillements, nul autre ne rendra de meilleurs services. Quand il y a convulsions avec, ou sans perte du sentiment, écume à la bouche, distorsions de la bouche, ou de tout autre partie de la face ou du corps.

Stannum. Surtout quand les organes génitaux sont le point de départ de l'affection.

Accès ordinairement le soir, avec flexion des pouces en dedans de la main, au renversement de la tête en arrière, pâleur de la face, mouvements convulsifs des mains et des yeux, perte de connaissance; convient surtout aux enfants sujets aux vers.

Belladonna. Ce médicament doit être donné, dans l'épilepsie causée par le ténia, avec beaucoup de circonspection; c'est pour cela que je ne le nomme pas dans la liste générale donnée plus haut. On ne devra jamais le donner qu'à la centième ou tout au plus à la trentième dilution. Il pourra ainsi rendre de grand services dans la plupart des cas; car il renferme dans sa pathogénie presque tous les symptômes des différentes formes d'épilepsie; mais précisément pour ce motif il serait dangereux de le donner à une basse dilution, parce qu'alors il provoquerait une réaction trop forte. Après l'expulsion du ténia, pendant la maladie que fait généralement le sujet, j'évite de donner *Belladonna*, le réservant pour plus tard, quand les forces sont revenues sensiblement; alors son action, sans danger pour le malade, achève de délivrer le cerveau.

En dehors de l'épilepsie causée par le ténia, *Belladonna* convient surtout aux enfants, quand on a déjà donné *calcarea*; il pourra être alterné avec ce dernier. Pour les enfants ces deux médicaments seront toujours donnés à la trentième dilution. Ces deux médicaments conviennent encore aux sujets de tout âge qui ont le teint jaunâtre, sujets aux éruptions de dartres, boutons, etc., ou adonnés à l'onanisme.

Aconitum. Toutes les fois, qu'à la suite
d'une émotion récente, il y a fièvre avec pouls
plus ou moins accéléré. Quand il y a méningite ou seulement menace de méningite
on pourra l'alterner avec *Belladona*,
en donnant de trois en trois heures une
cuillerée, une fois de l'un une fois de
l'autre, en commençant par aconit.

Hyosciamus. Suites d'une violente
frayeur; le malade tombe suqitement en
poussant un cri; il se débat des mains et des
pieds; les poings sont fermés, les pouces fortement fléchis dans la paume des mains, les
dents serrées.

Ignatia. Suites d'une frayeur, quand il
s'est écoulé un certain temps et que les suites
immédiates n'existent plus. Suites de chagrins
violents ou prolongés. Les accès éclatent surtout la nuit. Chez les malades d'un caractère
mobile, passant facilement du rire aux pleurs
et des pleurs aux rire.

Opium. Suites d'une frayeur et dans les
accès nocturnes. Dans les cas où les crises sont
précédées ou suivies d'un état de somnolence
plus ou moins prolongée.

Cocculus. Convient principalement quand
les accès ont lieu le matin, au moment où le
malade quitte la position horizontale; surtout
si les accès d'épilepsie sont suivis d'un état
fiévreux plus. ou moins prolongé. Quand les
accès sont suivis de gêne ou de lenteur dans
les mouvements de la langue. Dans les cas
d'épilepsie hystérique.

Nux vomica. D'abord dans tous les cas
qui ont pour origine l'alcoolisme. De plus
quand on a un état épileptiforme plutôt qu'une

vraie épilepsie; dans ces cas l'intelligence et le sentiment ne sont pas abolis.

Sulfur. Peut être alterné avec le précédent pour les cas d'alcoolisme. C'est un remède à longue portée qui sera indispensable toutes les fois que le malade aura eu, à une époque de sa vie, la gale, ou toute autre dartre; ou même quand il sera né de parents dartreux.

Arsenicum. Chez les malades antérieurement sujets aux érysipèles, ayant eu des dartres sèches. Dans les cas d'alcoolisme il ne doit être donné qu'après *Nux vomica*, pour relever le système nerveux; ou encore quand il existe de la diarrhée avec brûlure à l'estomac, au ventre ou à l'anus.

Phosphorus. Lorsque la maladie est due à la masturbation et en général à des excès vénériens.

Phosphori acidum. Convient en général dans les mêmes cas que le précédent; mais il convient encore aux jeunes gens dont la croissance a été trop rapide. Si cette croissance s'est produite pendant la période de l'établissement de la puberté, ce médicament sera indispensable.

Camphora. Bon pour prévenir les accès quand la maladie ne vient pas du ténia; il en abrège la durée et en diminue l'intensité. Son action est de courte durée; on peut se servir de la teinture que l'on fait respirer au malade avant la crise ou pendant la crise quand elle n'est pas annoncée par des prodromes.

Causticum. Chute instantanée avec perte de la conscience, en marchant au grand air, et prompt retour à la connaissance. Les convulsions se bornent à un seul bras, souvent sans perte complète de la connaissance. Menaces de paralysie faciale. Si l'abus du café était la cause des crises, *Causticum* serait le premier remède à donner, car c'est le meilleur antidote de cet excitant exotique.

Cicuta. Surtout chez les enfants : convulsions, contorsions des membres de la tête et de la moitié supérieure du corps ; face livide, bouffée ; bouche remplie d'écume : après l'accès l'enfant est complètement insensible et la vie semble éteinte.

Crotallus horridus. Agit comme Lachesis ; il convient surtout aux femmes et aux enfants, et en général aux sujets très nerveux, très impressionnables, et dont la maladie est due à une forte émotion, surtout la peur.

Viscum album et Gallium album. Ce sont des médicaments encore peu connus. Jabobi, Fraser, Boerhaave et Van Swieten disent les avoir employés avec succès dans l'épilepsie.

Chorée.

—

La chorée, ou danse de Saint-Guy, est une maladie sans fièvre, caractérisée par des mouvements irréguliers et involontaires, limités à plusieurs membres ou à un seul, en encore à certains muscles de la face ; dans ce dernier cas, il y a grimaces et contorsions des plus ridicules et des plus bizarres.

Si l'affection occupe les membres, ils se portent en tous sens, malgré la volonté la plus

énergique ; la démarche est irrégulière et semblable à celle d'un homme ivre, qui décrit des
courbes en tous sens, ou bien elle est sautil-
lée.

Si la maladie siège dans les muscles du cou,
la tête oscille de droite à gauche, ou se balance
d'avant en arrière ; enfin, si l'affection est intense, il y a agitation continuelle de la face,
rotation du globe de l'œil, et impossibilité de
se servir de ses membres ; le malade est irritable, il rit ou pleure sans sujet.

TRAITEMENT

Deux médicaments m'ont toujours suffi pour
guérir cette maladie, sauf dans un seul cas où
elle avait une origine rhumatismale. Ces deux
médicaments sont : *Belladonna* et *Agari-*
cus-muscarius, que je donne à la 12° aux
enfants de huit ans et au-dessus et à la 30ᵐᵉ
à ceux qui sont plus jeunes ; on prend pendant
deux jours consécutifs Belladonna, une cuillérée matin et soir, et après deux jours de repos,
Agaricus, de la même manière, pour, après
deux jours revenir à *Belladonna*, et ainsi
de suite pendant seize et même vingt-quatre
jours.

Le cas qui a résisté à ces deux remèdes,
avait pour cause le rhumatisme, j'ai donné
Calchicum alterné avec *Benzoës-acidum*,
et la chorée est partie d'elle-même avec le
rhumatisme. Ce qui prouve une fois de plus
que dans toutes les maladies à forme chronique
il faut toujours remonter à la cause, si l'on
veut les guérir.

Hémorroïdes.

—

Ce sont des tumeurs formées par la dilatation des veines du rectum, qui déterminent souvent un écoulement de sang par l'anus, que l'on appelle *flux* hémorroïdal.

Elles sont externes quand elles occupent le pourtour de l'anus; les internes ne sont que le boursouflement de la muqueuse de l'extrémité inférieure du rectum.

Les hémorroïdes sont fluentes ou non fluentes, selon qu'elles rendent ou ne rendent pas de sang.

Symptômes.

Les hémorroïdes ne renferment ordinairement aucun symptôme grave; seulement les malades éprouvent du ténesme, des douleurs de reins, de la rétention d'urine et des coliques; si les tumeurs sont volumineuses elles bouchent le rectum presque complètement, et si l'acte d'aller à la selle est presque rendu impossible, ou ne se fait qu'avec de grands efforts ou de grandes douleurs, alors le ventre se ballonne, des nausées et des vomissements surviennent, et souvent les efforts exigés pour aller à la selle entraînent au dehors et les tumeurs et une partie de la muqueuse du rectum, ce qui, à la longue, peut amener des fistules à l'intestin ou la gangrène des tumeurs; en outre, il en résulte un suintement blanchâtre des plus incommodes.

TRAITEMENT

Il y a six remèdes dont la pathogénie renferme tous les symptômes des hémorroïdes, ce sont : *Nux vomica, Sulfur, Carbo veget., Chamomilla, Lachesis* et *Causticum*.

1° *Nux vomica 12me et Sulfur 30me* alternés, c'est-à-dire pris un jour de l'un un jour de l'autre, à la dose d'une cuillérée matin et soir, sont les principaux médicaments de cette affection, que les hémorroïdes soient fluentes ou non.

2° *Lachesis 12me ou 30me* convient surtout quand il y a chute du rectum pendant la selle, avec douleurs atroces, élancements, brûlements et douleurs incisives à l'anus, avec coliques violentes, faiblesse grande, constipation opiniâtre, écoulement de sang ou mucosités ensanglantées. Il est rare que les hémorroïdes résistent à l'emploi judicieux de ces trois médicaments.

3° S'il y avait menace de gangrène on donnerait : *Arsenicum alb. 12me* alterné avec *Carbo vegetab.,* un jour de l'un, un jour de l'autre, à la dose de 10 granules par jour, dissous dans 4 cuillérées d'eau, une cuillérée de trois en trois heures.

4° *Carbo veget.* donné seul, convient quand les tumeurs sont volumineuses et bleuâtres ; violents maux de reins, constipation, douleurs vives et lancinantes.

5° *Chamomilla,* hémorroïdes fluentes, coliques, envies fréquentes d'aller à la selle, diarrhée jaune ou brûlante, crevasses à l'anus, état bilieux.

6° *Causticum 30ᵐᵉ*, écoulement sanieux blanchâtre, purulent, ulcération ou fistule.

A. M. D. G.

TABLE ALPHABÉTIQUE DES MATIÈRES

A. M. D. G.

ADRESSES DES REMÈDES

A LYON :

M. BERNAY, rue de l'Hôtel-de-Ville, 86.

A PARIS :

MM. CATELLAU, frères, rue du Helder, 17. — Rue du Bac, 32. — Rue de Rivoli, 59.

A MARSEILLE :

MM. BORRELY, pharmacien.
TRICHON, —

A BORDEAUX :

MM. ALEXANDRE, pharmacien.
De BACHOUÉ, —

Le Puy, imprimerie Pradés-Freydier.

www.ingramcontent.com/pod-product-compliance
Lightning Source LLC
Chambersburg PA
CBHW050112210326
41519CB00015BA/3926